好きになる微生物学

感染症の原因と予防法

渡辺 渡 著
Wataru Watanabe

講談社サイエンティフィク

ブックデザイン──安田あたる
カバーイラスト──角口美絵

現代は遠い地域や国で発生した感染症が、交通機関の発達により数日で私達の地域に到達することが可能です。すなわち、ニュースで見聞きする感染症が、まさに"身近なもの"になっています。本書では、感染症とその原因の微生物との関係を中心に解説しました。そして、読者の皆さんがとっつき易く、かつ微生物学に興味を持ってもらえるようにイラストを多用し、解説し過ぎないように意識しました。また、簡単な確認問題や要点集も作成しましたので、併せて利用してもらえると幸いです。

　私たちの身の回りには役に立つ微生物もたくさんいます。私が所属する九州保健福祉大学は、宮崎県北部の延岡市にあります。延岡市は東に太平洋を臨み、天孫降臨の地・高千穂に源を発する清流・五ヶ瀬川が市内を流れる風光明媚な水郷の地です。そして、この清流のおかげで市内には"のべおか三蔵"と呼ばれる日本酒・焼酎・クラフトビールの醸造所があり、"役に立つ微生物"が大活躍しています。これらの微生物を、コラム"微生物スーパースター列伝"で紹介しました。病原微生物に若干飽きた（？）読者の方が、目を通してリフレッシュして貰えたら嬉しいです。

　本書中のオリジナルのイラストは、研究室の5年生・津江ひかりさんと大学院4年生・橋口誠子さんが精力的に作成してくれました。6年生黒原俊典・坂田健太郎・重黒木公也君、5年生加藤雄大・権藤喜貴君、林里采さんらの協力も心強かったです。彼ら・彼女らの活躍に感謝しております。また、日本細菌学会事務局、富山県衛生研究所・小渕正次先生、四倉歯科医院・染矢哲郎先生など多くの方々に大変お世話になりました。皆様のご協力・ご支援に深くお礼申し上げます。

2015年10月

渡辺　渡

好きになる微生物学 contents

目次

第1章 微生物って何？

1.1 微生物の分類　2
1.2 微生物の発見と感染症　3
1.3 微生物検出と培養　4
　A　微生物の検出　4
　B　細菌や真菌の培養　6
　C　ウイルスの培養　7
1.4 感染症への対応　8

第2章 細菌って何？

2.1 細菌とは　12
　A　細菌の構造　12
　B　細菌の増殖　15
　C　細菌の学名　16
2.2 細菌の種類と特徴　17
　A　インフルエンザ菌タイプb　17
　B　黄色ブドウ球菌　18
　C　カンピロバクター　21
　D　クラミジア　22
　E　結核菌　24
　F　コレラ菌　27

　G　サルモネラ属菌　28
　H　ジフテリア・百日咳・破傷風菌　30
　I　赤痢菌とペスト菌　32
　J　腸管出血性大腸菌　36
　K　腸炎ビブリオ菌　38
　L　ナイセリア属菌　40
　M　梅毒トレポネーマ　41
　N　ヘリコバクターピロリ菌　42
　O　クロストリジウム属菌（ボツリヌス菌、ディフィシル菌、ウェルシュ菌）　44
　P　マイコプラズマ　46
　Q　リケッチア　47
　R　緑膿菌　48
　S　レジオネラ菌　49
　T　連鎖球菌属　50

第3章 ウイルスって何？

3.1 ウイルスとは　55
　A　ウイルスの構造　56
　B　ウイルスの増殖　57
　C　ウイルスの学名　60

3.2 ウイルスの種類と構造　61
　A　アデノウイルス　61
　B　インフルエンザウイルス　63
　C　エボラウイルス　67
　D　肝炎ウイルス　69
　E　重症急性呼吸器症候群（SARS）コロナウイルス　74
　F　重症熱性血小板減少症候群（SFTS）ウイルス　75
　G　水痘帯状疱疹ウイルス　77
　H　中東呼吸器症候群（MERS）コロナウイルス　79
　I　デングウイルス　80
　J　日本脳炎ウイルス　81
　K　ノロウイルス　84
　L　パピローマウイルス　86
　M　パルボウイルス　88
　N　ヒトT細胞白血病ウイルス　89
　O　ヒト免疫不全ウイルス　90
　P　ヘルペスウイルス　95
　Q　ポリオウイルスとエンテロウイルス　99
　R　麻しんと風しんウイルス　101
　S　ライノ，RS，ムンプスウイルス　104
　T　ロタウイルス　106

第4章　真菌と原虫って何？

4.1　真菌とは　110
4.2　真菌の種類と特徴　111
　A　カンジダ・アルビカンス　111
　B　アスペルギルス・フミガーツス　112
　C　クリプトコッカス・ネオフォルマンス　112
　D　皮膚糸状菌　113
4.3　原虫とは　114
4.4　原虫の種類と特徴　114
　A　赤痢アメーバ　114
　B　マラリア原虫　115
　C　トキソプラズマ　115
　D　膣トリコモナス　116
　E　クリプトスポリジウム　116

第5章　微生物から身を守る　〜感染防御〜

5.1　院内感染対策　120
5.2　消毒と滅菌　121
　A　言葉の使い分け　121
　B　物理的な手法　121
　C　化学的な手法　122
5.3　予防接種　124
　A　予防接種の位置づけ　124
　B　ワクチンの種類　125
　C　代表的なワクチン　125
5.4　口腔ケアの重要性　127
　A　口腔ケアと歯周病　127
　B　口腔ケアと誤嚥性肺炎　128
　C　口腔ケアと糖尿病　128
　D　改善が期待されるその他の疾患　129

5.5　食中毒への対策　130
- A　食中毒とは　130
- B　食中毒の予防　130
- C　食中毒の対処　131

5.6　母子感染の対策　133
- A　経胎盤感染する微生物　133
- B　経産道感染する微生物　133
- C　経母乳感染する微生物　134

第6章　微生物と闘う　〜抗菌薬・抗ウイルス薬・抗真菌薬〜

6.1　抗菌薬　138
- A　細胞壁を標的とした薬　138
- B　タンパク質合成阻害薬　140
- C　遺伝子の複製および転写酵素の阻害　141

6.2　抗ウイルス薬　142
- A　遺伝子の複製および逆転写酵素の阻害　143
- B　プロテアーゼ阻害剤　145
- C　その他の作用の薬剤　146

6.3　抗真菌薬　148
- A　細胞膜成分を標的とした薬剤　148
- B　その他の作用の薬剤　149

6.4　薬剤耐性菌と耐性ウイルス　150
- A　薬剤耐性菌　150
- B　多剤耐性菌　151
- C　薬剤耐性ウイルス　152

第7章　微生物を整理する　〜要点集〜

7.1　細菌編　156
- A　グラム陽性通性嫌気性球菌　156
- B　グラム陰性好気性球菌　156
- C　グラム陽性偏性嫌気性桿菌〜有芽胞菌　157
- D　グラム陽性通性嫌気性桿菌　157
- E　グラム陰性好気性桿菌　157
- F　グラム陰性通性嫌気性桿菌　158
- G　らせん菌　158
- H　その他　159

7.2　ウイルス編　160
- A　DNAウイルス　160
- B　RNAウイルス　161
- C　レトロウイルス　163

7.3　真菌編・原虫編　163

参考文献　164

索引　165

確認問題
- 第1章　10
- 第2章　34, 53
- 第3章　82, 107
- 第4章　117
- 第5章　135
- 第6章　153

第1章

微生物って何？

　微生物とは、言葉のとおり肉眼では見えないほどの「微小」な生物のことで、私たちの身の回りや体の中にたくさん存在しています。種類もたくさんあり、おおまかには、細菌、ウイルス、真菌、原虫などに分かれます。お酒造りに利用される微生物もいれば、感染症の原因になる微生物（病原微生物）もあります。
　本章では、感染症と病原微生物との関わりを念頭に、微生物の分類や私たちの身体の細胞との違いを解説します。

1.1 微生物の分類

真核生物と原核生物

微生物は、簡単にいうと"小さな生き物たち"のことです。そして、微生物が私たちの身体に入ることで起きる病気が**感染症**と呼ばれます。本書では**図1.1**で表すように、**細菌**、**ウイルス**、**真菌**および**原虫**を取り上げます。なお厳密には、原虫は寄生虫に分類されるのですが、重要な感染症もあるので簡単に紹介することにしました。

細菌は単細胞の生物で、私たち（真核生物）の細胞と異なって、遺伝子が核膜に囲まれておらず、**原核生物**と分類されます。一般的に○○菌と呼ばれるもののほとんどが、細菌のことを指します。一方、真菌は細胞壁を持つことを除けば、私たちの細胞と非常によく似た生物です。カビや酵母がその代表です。

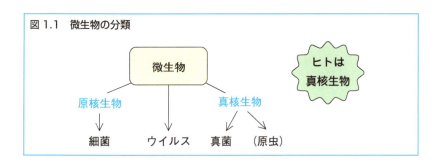

図1.1 微生物の分類

寄生体であるウイルス

細菌と真菌は、栄養などの環境条件が調えば自力で増殖できる生物です。一方、ウイルスはこれらと異なって、自力では増殖することができません。必ず細胞に感染（寄生）した後に、細胞のエネルギーや酵素の力を利用して細胞内で増殖する微生物なのです。そのため、今でも"ウイルスは生き物ではない"と主張する科学者がいるくらいです。

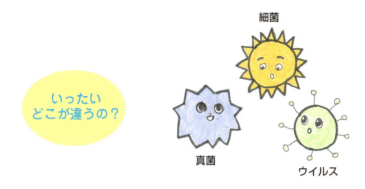

1.2 微生物の発見と感染症

顕微鏡のおかげ

　微生物の発見は、その大きな特徴である"小ささ"から、**レーウェンフーク**（17世紀後半）の顕微鏡の発明が糸口になりました。一般に、細菌と真菌はミクロ（マイクロメートル、µm；10^{-6} m）のサイズ、ウイルスは通常の顕微鏡では見えないナノ（ナノメートル、nm；10^{-9} m）のサイズです（**表1.1**）。

表1.1　微生物の比較

	細菌	ウイルス	真菌
大きさ	数 µm（10^{-6} m）	数 nm（10^{-9} m）	数 µm（10^{-6} m）
核（核膜）	ない	ない	ある
細胞壁	ある*	ない	ある
自立増殖	できる*	できない	できる

＊例外あり

コッホの4原則

　顕微鏡の発明により、微生物、特に細菌が見えるようになり、やがて**パスツール**（19世紀後半）らによって、人工的に微生物を増やすこと（培養、p.4参照）ができるようになりました。これにより、腐敗現象や病気

表 1.2　コッホの 4 原則

- 一定の伝染病（感染症）には一定の微生物が必ず見出されること
- その微生物が分離して培養できること
- 分離した微生物で実験動物に感染を起こさせること
- 感染した動物から再び同じ微生物が分離できること

の理解が飛躍的に進みました。今まで原因不明の病気だったものが、感染症であることがわかったのです。この微生物と病気の関係を論理的に整理したのはコッホ（19世紀末）です。彼が提唱した"**コッホの 4 原則**"は、例外はあるのですが、実証科学の基礎として現在まで受け継がれています（表 1.2）。なお、この時代は日本人の活躍も目覚ましく、**北里柴三郎**は**破傷風菌**の培養に成功し、**志賀潔**は**赤痢菌**を発見しました。

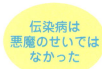
伝染病は悪魔のせいではなかった

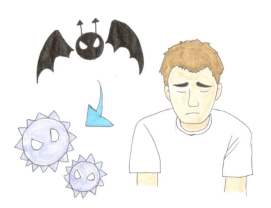

1.3　微生物の検出と培養

A　微生物の検出

さまざまな検出手法

微生物や細胞を人工的に器具の中などで増やすことを**培養**といいます。そして培養するためには、栄養を供給するための**培地**が必要になります。多

くの細菌やウイルスは培養が可能で、それぞれ異なった手法がとられます。培養が可能であれば、微生物は肉眼で見えるようになるので、検出は比較的容易です。

では、培養が不可能な微生物を検出するには、どのように対応するのでしょうか？　実は、免疫学・遺伝子工学、そして生化学的な手法を組み合わせたさまざまな検出法が開発されています（**表1.3**）。

表1.3　代表的な微生物の検出法

手法	検出対象	代表例
ELISA（酵素標識免疫吸着法）	抗原 or 抗体	HIV[*1]、HCV[*2]
イムノクロマトグラフィー	抗原 or 抗体	インフルエンザウイルス
ウェスタンブロット	抗原 or 抗体	HIV[*1]
凝集反応	抗原 or 抗体	風しん（風疹）ウイルス
PCR	DNA or RNA	HCV、HIV、カンジダ・アルビカンス

＊1　HIV：ヒト免疫不全ウイルス　　＊2　HCV：C型肝炎ウイルス

抗体は感染の証(あかし)

私たちの身体に微生物が感染すると、これを**抗原**として体内に**抗体**が作成されます。身体のどの部分に感染しても、ほとんどの場合で抗体ができます。それゆえ、免疫学的な手法で、血清中や体液中の抗体が検出できれば、感染を証明することができます。

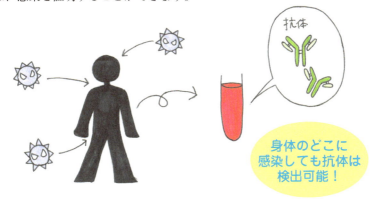

身体のどこに感染しても抗体は検出可能！

さらには、量的な限界はありますが、直接的に抗原を検出することも可能です。また、確定診断などで利用されていますが、微生物の遺伝子を**PCR**（Polymerase Chain Reaction）法で増幅して、高感度に検出することもあります。

B 細菌や真菌の培養

コロニーの利用

　細菌と真菌は一部のものを除き、培地中でそのまま培養が可能です。培地は一般的に肉エキスやタンパク質の分解物などが含まれた液体で、必要に応じて塩濃度などが調整されています。温度や酸素などの条件が調えば、菌類は爆発的に増殖します。

　さらに、患者の喀痰中などには複数の菌が存在していますが、寒天などが追加され固化された固形培地（**寒天培地**）を利用して菌を分離することができます。固形培地上で培養すると一個の菌から、一つの集落（**コロニー**）が得られます。そして、色や形などさまざまな条件から1種類の菌を分離して菌を固定したり、抗菌薬の効き具合を調べたりします（**図1.2**）。さらに、固形培地の成分組成を変えることで、増殖可能な菌を選ぶこともできます（**選択培地**）。なお、実際の菌の"数"を表す際に、コロニーの数が 2.5×10^3 CFU*のように単位として使われています。

*CFU：Colony Forming Unit、コロニー形成単位

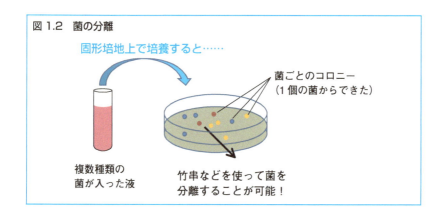

図1.2　菌の分離

C ウイルスの培養

細胞や鶏卵が必要

ウイルスは、宿主細胞に寄生しないと増殖することができません。そのため、ウイルスの培養は多くの場合、アフリカミドリザルの腎細胞など、**培養細胞**に感染させて行います。インフルエンザウイルスは培養細胞でも増やすことができますが、ワクチンの製造などで大量に取得したい場合は、発育鶏卵に感染させて培養します。

細胞変性効果

ウイルスは光学顕微鏡では小さすぎて検出することができず、電子顕微鏡でのみ観察が可能です。しかし、この装置は非常に特殊であり、見ることができる範囲がきわめて限られているので、電子顕微鏡下でウイルスの数を測定することはできません。しかし、ウイルスの感染が進行すると宿主の細胞が壊され、細胞の形態が変化（**細胞変性効果**）することを利用すれば、光学顕微鏡でもウイルスの検出が可能です。さらに、シャーレなどに宿主の培養細胞を単層で培養し、ウイルスを感染させた後に寒天培地などで物理的に細胞変性の広がりを抑えてやると、**図1.3**のような斑（**プラー**

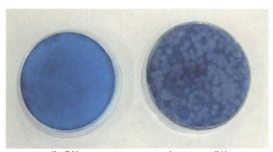

図1.3 インフルエンザウイルスのプラーク

非感染　　　　　ウイルス感染

ウイルス感染による細胞変性効果で細胞が脱落し、白く抜けて見えます（プラーク）。"水面に落ちた小石の波紋"のように、1個の感染細胞からウイルスの増殖とともに細胞変性効果が周囲に広がり、プラークができます。

ク）を作ることができます。理論上、1個の感染性のウイルス粒子が、1個の細胞に感染したのちにプラークができるので、この方法はウイルスの**生物学的定量法**として利用されます。そしてウイルス量はプラーク形成単位（Plaque Forming Unit：PFU）で、2.5×10^6（PFU/mL）のように表されます。しかし、C型肝炎ウイルスやノロウイルスなど培養ができないウイルスでは、この方法は利用できません。

1.4 感染症への対応

感染症法

病原体の危険度をさまざまな観点から考慮し、対応を定めた法律があります。それが、「感染症の予防及び感染症の患者に対する医療に関する法律」、別名、**感染症法**です。この法律は患者の人権尊重と、感染症を制するための国際協働が基本の理念になっています。

分類　〜きわめて危険な一類

感染症法では、微生物の感染力、感染症の重篤性などの危険性に基づいて感染症を一類から五類に分類しています。そして予防と感染拡大防止のために、類ごとに対応が定められています。

- **一類感染症**：きわめて危険。エボラ出血熱、ペストなど
  - →原則入院（第1種感染症指定医療機関）
- **二類感染症**：危険。急性灰白髄炎（ポリオ）、重症急性呼吸器症候群（SARS）、鳥インフルエンザ（H5N1、H7N9）、結核など。
  - →状況に応じて入院（第2種感染症指定医療機関など）
- **三類感染症**：感染力が強い。腸管出血性大腸菌感染症、コレラなど。
  - →特定職種への就業の制限（飲食業など）
- **四類感染症**：主に動物由来。A/E型肝炎、ボツリヌス症、マラリアなど。
  - →保菌動物の駆除や輸入動物の輸入禁止など
- **五類感染症**：ヒトからヒトへの感染。
  - →（ⅰ）全数把握：風しん、麻しん、後天性免疫不全症候群（HIV感染症）など

(ⅱ) 定点把握*：インフルエンザ（新型と鳥は除く）、RSウイルス感染症など

*定点把握：あらかじめ定められた医療機関からの報告

- **指定感染症**：既知の感染症で一類から三類に分類されないもの
  → 一類から三類に準じた対策。政令で指定し1年間限定。2013年に発生した鳥インフルエンザ（H7N9）など

上記以外にも、**新型インフルエンザ**など、必要に応じて新感染症を定めることがあります。なお、一類から四類まで、および五類の一部の患者を診断した医師は直ちに届出をしなければなりません。また、その他の五類の場合も1週間以内に同様の対応が必要です。

新型コロナウイルス感染症（coronavirus disease 2019；COVID-19） は、指定感染症に分類され（期限付き）、一類〜三類感染症および新型インフルエンザ等感染症に対して行える措置のうち、必要な措置が選ばれ、組み合わされて対策が進められています。この感染症の原因ウイルスはSARSコロナウイルス-2（SARS-CoV-2）で、当初はSARS（p.74参照）と同じ二類感染症として扱われようとしていました。しかし、これだと感染者は「入院」が勧められることになります。この感染症では、高齢者や基礎疾患（心疾患や糖尿病など）をもつ人での重症化が多い一方で、無症候や軽症の人も多くいることが知られています。そのため、法律の柔軟な運用を目指して、指定感染症に分類されました*。

*2023年5月より五類に移行。

第1章 確認問題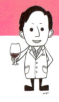

正しい文章には○を、間違っている文章には×を付けよ（間違っている箇所を、訂正してみよう！）。

問題

1. ☐ 細菌は、真核生物である。
2. ☐ 真菌は、細胞壁をもたない。
3. ☐ ウイルスは、条件が整えば、自立増殖できる。
4. ☐ 志賀潔は、赤痢菌を発見した。
5. ☐ 経口感染すると、血液中に抗体はできない。
6. ☐ インフルエンザウイルスは、鶏卵で増やすことができる。
7. ☐ インフルエンザウイルスの検出に、イムノクロマトグラフィーが利用されている。
8. ☐ ウイルスは肉眼で見えないので、定量できない。
9. ☐ 細菌は固形培地で培養すると、必ずコロニーが得られる。
10. ☐ 感染症法での一類には、最も危険性の高い病原体が分類されている。

解答
1. ×（原核生物）
2. ×（細胞壁がある）
3. ×（自立増殖できない）
4. ○
5. ×（効率に差はあるが、抗体はできる）
6. ○
7. ○
8. ×（生物学的定量法）
9. ×（培養できない細菌もある。梅毒トレポネーマなど）
10. ○

第2章

細菌って何？

　地球上には、さまざまな細菌が存在します。土や海の中はもちろん、植物や動物の身体の中にも存在します。それらの一部は、私たちにとって好ましくない細菌、いわゆる"ばい菌"です。そして、さらにその中でも病気を起こす細菌がいて、病原性細菌と言われます。この病原性細菌を本書では"細菌"と呼ぶことにしていますが、引き起こす病気や感染のルートなどは細菌の種類によって大きく異なります。

　本章では、細菌の基本的な増殖のメカニズムを解説した後に、代表的な細菌について五十音順に解説します。

2.1 細菌とは

A 細菌の構造

(1) 原核細胞としての細菌

丈夫な細胞壁

　細菌は単細胞の生物で、その細胞は私たちの細胞とは大きく異なり、ミトコンドリアやゴルジ体といった**細胞内小器官**がほとんど無い、単純な構造をとっています（**図 2.1**）。まず、遺伝子としては**環状二本鎖DNA**が、核膜に囲まれずむき出しのような状態で細胞内に存在します（原核細胞）。そして細胞の一番外側に、堅強な**細胞壁**が存在します（例外はあります）。この細胞壁ですが、大きく分けて2種類存在しており、その違いは**グラム染色法**と呼ばれる細菌の染色法での反応の違いとして見ることができます。

　細胞壁は細菌の構造を維持していますが、外の物質とのやりとりを行う場でもあります。それゆえ、細胞壁の構造が異なると、抗菌薬や消毒薬の効果も大きく異なるのです。

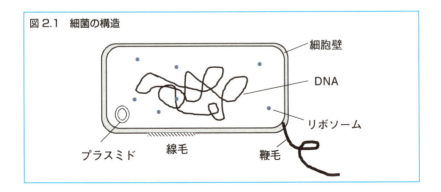

図 2.1　細菌の構造

特徴的な形態

　細菌の**リボソーム**（タンパク質をつくる場となっている細胞内小器官）

は、私たちの身体の細胞とは異なり、小胞体と結合して存在することはなく、細胞内に分散して存在しています。細菌の最も外側には、ブラシのような**線毛**と、移動の際に櫂の役目をする**鞭毛**をもつものがあります。さらに細菌全体を、ゼリー状の物質である**莢膜**で覆っている菌もいます。

細菌の形状には大きく分けて 3 つあります。球形をした**球菌**、こん棒状の**桿菌**、そしてねじれたような形をした**らせん菌**です。多くのらせん菌では、発達した鞭毛も観察されています。また、細菌の中には、**プラスミド**という独立して増殖する小さな環状二本鎖 DNA をもつものがいます。このプラスミドは、薬剤耐性や毒素などの情報をもつことがあります。

(2) 細胞壁の構造

グラム陰性菌は外膜をもつ

細菌にグラム染色を行うと、濃い紫色に染まる菌（**グラム陽性菌**）と染まらない菌（**グラム陰性菌**）に分けることができます（図 2.2）。

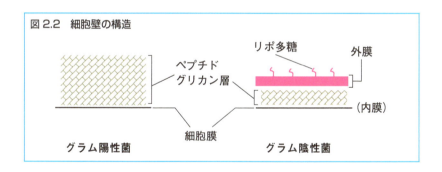

図 2.2 細胞壁の構造

この相違は細胞壁の構造の違いによります。ともに主成分は**ペプチドグリカン**ですが、グラム陰性菌は、細胞壁の外側に**外膜**をもっています。この外膜には、多様な生理活性をもつ**リポ多糖**が存在します。このリポ多糖は、細菌が死滅することで外膜から遊離し、それがヒトの細胞に作用すると、免疫をかく乱し、ショック症状を引き起こすなどの毒性をもつことがあります（**内毒素**、**エンドトキシン**とも呼ばれます）。また、この外膜があるために、グラム陰性菌の中に抗菌薬や消毒薬が入りにくくなっています。

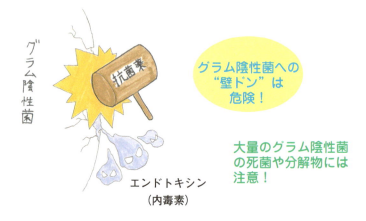

(3) 細菌のリボソーム

ヒトとは違うタンパク工場

　細菌のリボソームは、**30Sリボソーム（小サブユニット）** と **50Sリボソーム（大サブユニット）** の複合体（**70Sリボソーム**）から成ります。一方、ヒトの細胞のリボソームは、**40Sリボソーム**と**60Sリボソーム**の複合体（**80Sリボソーム**）であり、組成が異なります（図2.3）。そのため、この相違点を標的にして、たくさんの抗菌薬が開発されています。

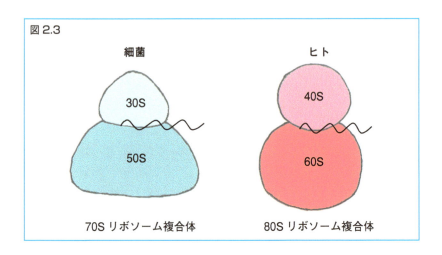

B 細菌の増殖

芽胞(がほう)という緊急避難用シェルター

細菌は、おかれている環境の条件が適していれば分裂・増殖をします。増殖に関しての一般的な好ましい条件を示しました（**表2.1**）。ほとんどの細菌は高温により増殖ができなくなり、死滅します。しかし、中には環境が悪くなると**芽胞**という緊急避難用シェルターのようなものを産生して生き残る菌がいます。これを**芽胞形成菌**といいます。芽胞は丈夫な殻の中にDNAが入っており、100℃の高温にも耐えます。そして、条件が良くなると発芽して再び細菌が増殖します。

表2.1 一般的な増殖条件

条件項目	好ましい条件	例外など
栄養素	糖質、タンパク質、脂質、無機塩類等	——
水分	約15％以上	——
温度	37℃付近	レジオネラ菌は約40℃
pH	中性付近	コレラ菌は弱アルカリ
浸透圧	生理的条件	ブドウ球菌は耐塩
酸素	必要	偏性嫌気性菌は不要

酸素は必須か？

細菌には、酸素がないと増殖できない菌（**好気性菌**）、酸素があってもなくても増殖できる菌（**通性嫌気性菌**）、そして酸素があると増殖できない菌（**偏性嫌気性菌**）がいます。この偏性嫌気性菌では、エネルギー産生時の副産物である過酸化物質を処理する機構を持っていないといわれています。

C 細菌の学名

自分の居場所

ヒトを含めて生物は、必ずその所属（分類）が決められています。細菌も例外ではなく、門（division）―綱（class）―目（order）―科（family）―属（genus）―種（species）で分類されます。これはすなわち、国-県-市-町-氏-名のような感覚です。一般に細菌の学名は、**属**と**種**がイタリック体（斜体字）で表されます。例えば、大腸菌であれば *Escherichia coli* です。そして多くの場合、属が短縮されて *E. coli* と表されます。多くの専門書や医学書では、細菌についてグラム染色性、増殖性（好気性または嫌気性）および形状（球菌または桿菌）を考慮して整理しています（例：グラム陽性偏性嫌気性桿菌）。その中で、さらに属で整理することが多いです。

column 役に立つ微生物

微生物スーパースター列伝 ①

古細菌～地味だけどすごいヤツ

私たちが一般に細菌と呼んでいる生物は、正式には真正細菌（バクテリア）といい、核膜がなく、はっきりとした核ももたないため原核生物に分類されます。同じ原核生物の仲間にエーテル脂質という特殊な成分の細胞膜をもつ古細菌（アーキア）という微生物がいます。今のところ、古細菌で病原性があるものは見つかっていません。この古細菌、火山の火口周辺や極寒地など、私たちにとっては過酷な条件下でも多く見つかっています。そこから耐熱性のポリメラーゼなど非常にユニークな酵素や素材も取られ、さまざまな産業界で利用されています。地球上にはまだまだユニークな古細菌がいると考えられ、"アーキアハンター"のような研究者がおります。

2.2 細菌の種類と特徴

A インフルエンザ菌タイプb 　流行しません！

Haemophilus influenzae type b
グラム陰性通性嫌気性桿菌

間違われた菌

かつてインフルエンザウイルスと同じ感染部位から見出されていたために、インフルエンザの病原体として分類されていたのが**インフルエンザ菌**です。この菌はインフルエンザウイルスとは異なり、高熱を起こしたりすることはありません。しかし、いまだに、ウイルスによるインフルエンザと混同している人が多いと聞きます。

子供は要注意

インフルエンザ菌は、抗原性の違い*から6つのタイプに分けられます。そして最も病原性が強いのは**タイプb**です。この菌は上気道に常在し、気管支炎や肺炎の原因になります。特に、小児では**髄膜炎**を引き起こすことがあり、重篤な後遺症につながることが多く、小児科領域では大きな問題になっています。この菌は表面に**莢膜**をもっており、これを標的としたワクチンが開発されています（**Hibワクチン**と呼ばれます）。現在、このワクチンは**肺炎球菌ワクチン**とともに**定期接種**に加えられています（p.124 5.3 予防接種参照）。

*検査などに用いる抗体（血清）の反応性の違い

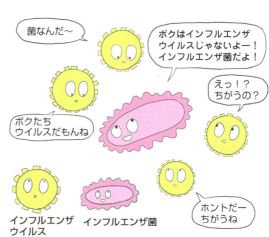

B 黄色ブドウ球菌　塩おむすびの落とし穴

Staphylococcus aureus（*S. aureus*）
グラム陽性通性嫌気性球菌

おむすびの敵

　古来より、ご飯と塩は切っても切れない関係です。塩分があることでご飯の風味が増すうえに、雑菌の増殖を抑えて保存が可能になります。お弁当の定番、"塩おむすび"はまさにこの王道（！）でしょう。しかし、ここで一つ注意しなければならない厄介な細菌があります。それが**黄色ブドウ球菌**（図2.4）です。

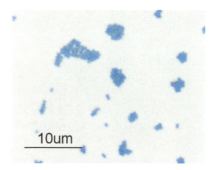

図2.4　黄色ブドウ球菌のグラム染色像
（富山県衛生研究所・磯部順子先生提供。日本細菌学会、細菌学教育用映像素材集第四版より、二次使用不可）

　この菌はその名の通り、球菌が集まってブドウ状の形態をとりながら増殖するブドウ球菌（*Staphylococcus*）属の仲間の一つです。これらの菌は、私たちの手指を含めた皮膚から、鼻腔などの粘膜まで、身体のいたるところに常在します。そして、高い塩濃度（10％程度）でも増殖が可能なので、汗まみれの皮膚からも分離が可能です（**耐塩菌**と呼ばれます）。ブドウ球菌は、多くの場合、疾患にはつながりませんが、黄色ブドウ球菌は別格で、感染症の原因となります（**表2.2**）。

表2.2　代表的なブドウ球菌属（*Staphylococcus*）

細菌名	主な疾患
表皮ブドウ球菌（*S. epidermidis*）	おでき、日和見感染（稀に敗血症）
腐生ブドウ球菌（*S. saprophyticus*）	尿路感染症
黄色ブドウ球菌（*S. aureus*）	食中毒、MRSA肺炎、MRSA腸炎

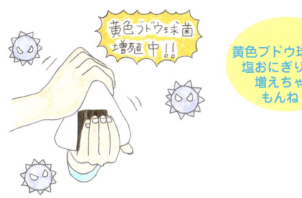

厄介なエンテロトキシン

　黄色ブドウ球菌は、さまざまな毒素を産生することが知られています（**表2.3**）。皮膚において化膿性疾患（おできやとびひ等）の原因になりますし、免疫力の低下した易感染宿主では、ショック症状を起こすこともあります。

　また、増殖するときに産生される**エンテロトキシン**（腸管毒）は食中毒の原因になります。そのため黄色ブドウ球菌に多量に汚染した食品を摂ることで嘔吐や下痢を伴った**毒素型食中毒**になるのです（p.38 K.腸炎ビブリオ菌参照）。

　また、菌が死滅しても、毒素は残ります。そして、この毒素は厄介なことに、消化酵素や熱に抵抗性があるため、加熱調理で防ぐことができません。"温めなおせば大丈夫！"が通用しないのです。

　当然、塩を使ったお料理も、暖かいところで保管すればこの菌が増殖し

表2.3　黄色ブドウ球菌が産生する主な毒素と因子

毒素と因子	主な作用
溶血毒	赤血球の破壊
白血球毒	白血球の破壊
毒素性ショック症候群毒素（TSST-1）	スーパー抗原活性、T細胞の異常活性化
エンテロトキシン（腸管毒）	耐熱・耐酵素性で、腸管上皮損傷
コアグラーゼ	フィブリン凝集性

て、エンテロトキシンが大量に産生されてしまいます（例えば、遠足のお弁当）。黄色ブドウ球菌による食中毒を防ぐのに大事なのは、菌や毒素を付けないことで、手指に傷やおできがある人は調理を避けることです（p.130 5.5 食中毒対策参照）。

代表的な薬剤耐性菌

黄色ブドウ球菌は皮膚の疾患以外にも、中耳炎、結膜炎、肺炎や尿路感染症にも関わります。そのため、**βラクタム系**をはじめとしたさまざまな**抗生物質**が抗菌薬として治療に使われてきました（p.138 6.1 抗菌薬参照）。そしてβラクタム系のメチシリンをはじめ多くの抗菌薬に耐性をもつ、**メチシリン耐性黄色ブドウ球菌（MRSA）**が出現しました。わが国の黄色ブドウ球菌のうち約60%はMRSAである、との報告もあります。MRSAが病院内で医療従事者や患者の手指を介して広まると、易感染宿主になっている患者にとって非常に由々しき事態となります（p.120 5.1 院内感染対策参照）。手洗いの徹底や消毒薬の適正な使用が、MRSAを封じ込める重要なカギになります。

ショートコラム　　　　　　　　　　　　　　　**ちょい足し知識 ❶**

MRSAはβラクタム系以外の抗菌薬にも耐性があります。あまりにも身近にいる菌のため、緑膿菌など他の細菌への抗菌処置の際、一緒に多くの薬剤へ曝されました。そして耐性情報が引き継がれていき、モンスター化したと考えられています（p.150）。

納豆菌 〜細菌界のスーパースター

納豆菌は枯草菌の仲間で、自然界に広く存在しています。納豆は、元々は藁（わら）などに付着している菌が煮豆に移ってきた、自然からの贈り物です。この納豆のネバネバはポリペプチドからなり、かき回すことで旨味成分（グルタミン酸）が増加します。そしてこのネバネバは、湖沼の水質浄化にも利用されています。納豆菌は非常に生育力が強く、腸内では悪玉菌を抑え、プロバイオティクスとしても活躍します。そしてビタミンK_2を産生するので、骨を丈夫にしたり血液凝固を助けたりします。また、ナットウキナーゼという血液凝固を抑制する成分も産生するので、上手に付き合うと私たちの健康増進に大きく役立つのです。

C カンピロバクター　鶏の刺身は心して

Campylobacter jejuni /coli
グラム陰性桿菌（微好気性）

腸を傷つけると×

　鶏刺しやたたきなど、鶏肉を生や半生で食べる習慣が広まっています。しっかりと管理された農場で育てられた鶏の胸肉やモモ肉であれば、あまり問題になることはありません。ただし、腸の中にはさまざまな細菌がおり、調理時に包丁で腸を傷つけると、細菌が包丁などに付着してしまいます。そしてその包丁やまな板などから鶏肉や野菜、その他の食材が細菌に汚染され、食中毒の原因になります。その代表的な細菌の一つに**カンピロバクター**がいます。この菌は長い鞭毛（極鞭毛）をもち、コルクスクリューのような形態をしています。

長い潜伏期間

　この菌に感染すると2～6日の比較的長い潜伏期間を経て、**感染毒素型食中毒**を発症します（p.130）。主な症状は発熱や嘔吐、そして下痢などです。この菌はヒトの腸管内で増えて、複数の毒素を出して上皮を損傷します。

　なお、この菌はペットを含めて、多くの動物の腸管に生息しています。そのため、この菌による食中毒は鶏肉以外にも原因となる食材が多く、年間の**発生件数**が非常に多いことが知られています。ウイルス性食中毒の代表である、**ノロウイルス**と比較されることが多いです（**表2.4**）。

捕まらないカンピロバクター

　カンピロバクターによる食中毒の1件当たりの患者数は、あまり多くあ

表2.4　過去5年間（2009～2013年）におけるカンピロバクターとノロウイルスによる食中毒の比較

食中毒の発生状況	カンピロバクター	ノロウイルス
総患者数（人）	10,024	63,701
総発生件数（件）	1,535	1,727
1件当たりの患者数（人）	6.5	36.9

りません。これには理由があります。1つは、この菌自体の生育力が強くないので、環境中では容易に分離や検出ができなくなるためです。もう1つは、潜伏期間の幅が広いため、原因食材にたどり着きにくいからです。そのため、感染経路・食材が似ているサルモネラ属菌の食中毒と間違われることが多いです（p.28 G. サルモネラ属菌参照）。

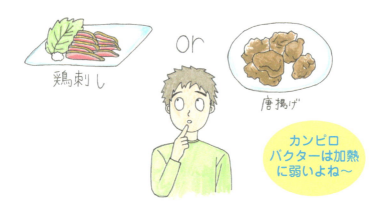

ショートコラム　　　　　　　　　　　　　ちょい足し知識 ❷

　潜伏期間の長いカンピロバクター。実際の感染者の数は報告された数よりも多いとされています。あまりにも前（例えば5日前）だと、"誰と何を食べたか"の記憶が怪しくなり、追跡が難しいのです。

D　クラミジア　　　　　　やっかいな寄生体

Chlamydia
グラム陰性（偏性細胞寄生性）桿菌

STD 以外の疾患も引き起こす

　クラミジアは、生きた細胞の中でしか増殖できない細胞寄生体です。増殖するために生きた細胞が必要だという点ではウイルスに似ています。菌自体はエネルギーを産生することができず、鳥類やほ乳類に感染して増殖する特性を持ちます。ヒトにおいては、**性行為感染症（STD）**や肺炎など、さまざまな疾患を引き起こすクラミジアが知られています（**表 2.5**）。

表2.5 代表的なクラミジア

細菌名	特徴
クラミジア・トラコマチス (*Chlamydia trachomatis*)	別名、性器クラミジア。STDの代表菌。男性：非淋菌性尿道炎、女性：子宮頸管炎など。産道感染をする。伝染性角膜炎（トラコーマ）の原因菌でもある。
クラミドフィラ・シッタシ (*Chlamydophila psittaci*)	オウム病クラミジア。鳥の糞から空気感染して気管支炎・肺炎などを引き起こす。
クラミドフィラ・ニューモニア (*Chlamydophila pneumoniae*)	その名の通り、肺炎を引き起こす。（ニューモニアは肺炎を意味する）

感染性がある基本小体

この菌は、**基本小体**と**網様体**という独自の二形態をとります。基本小体は球形で硬い細胞壁に囲まれていて、感染性はありますが、分裂・増殖はしません。この基本小体が細胞に感染すると、宿主の細胞内で網様体となります。網様体の細胞壁は薄く、さまざまな形をとりながら分裂・増殖します。

クラミジア治療に使用される抗菌薬は、その種類が限られていて、細胞壁を標的としたβラクタム系の抗生物質は使われません（p.138 6.1 抗菌薬参照）。

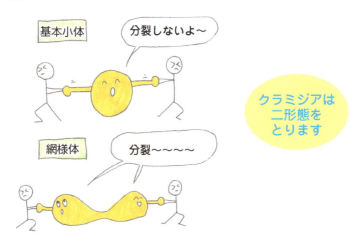

E 結核菌　多くの偉人が…

Mycobacterium tuberculosis
グラム陽性抗酸性菌

血、血がっ！

　むせるような咳。口元をおさえた白い布に広がる鮮血。こんな映画やドラマのワンシーンに見覚えがあることと思います。沖田総司や高杉晋作も、喀血*し、志半ばに倒れていきました。彼らの志を奪ったのは、この**結核菌**による**肺結核**です。結核というと古いイメージがあって、昔の病気であると思われがちです。確かに今は喀血をするような人をあまり目にしません。しかし、実は結核感染患者は現在も増え続けているのです。

*呼吸器系から咳などとともに出血すること

脂質の多い細胞壁

　結核菌はマイコバクテリウム属菌の一つで、仲間にらい菌があります（**表2.6**）。これらの菌は多くの細菌とは異なり、**ミコール酸**を主成分とした脂質に非常に富んだ、強固な細胞壁に囲まれていて、消毒薬や抗菌薬が効きにくい性質をもっています。この細胞壁の特徴を利用した**抗酸性染色**（**チール・ネルゼン染色**）法が、この菌の検出に利用されています（**図2.5**）。

表2.6　代表的なマイコバクテリウム属（*Mycobacterium*）

細菌	特徴
マイコバクテリウム・ツベルクローシス（*M. tuberculosis*）	結核菌。感染症法二類。
マイコバクテリウム・レプラエ（*M. leprae*）	らい菌。ハンセン病の原因菌で、病原性は弱い。

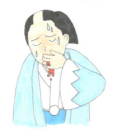

結核によって、志半ばで…

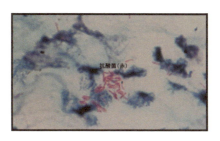

図 2.5　喀痰中の結核菌（抗酸性染色により結核菌は赤色に染まる）
（京都大学医学部微生物学　光山正雄先生提供。日本細菌学会　細菌学教育用映像素材集第四版より、二次使用不可）

隠れたリスク　〜不顕性感染

わが国は先進国の中ではこの菌の感染者が多く、高齢者を中心に**不顕性感染***をしている方が多いことが知られています。この菌は乾燥に強いため、感染者の痰などから**空気感染**します。もちろん、咳などからの**飛沫感染**もします。

感染すると、結核菌は肺胞マクロファージに寄生して潜伏するため、抗菌薬治療などでの完全排除が困難です。疾患としては肺結核が主流で、気管支や肺に空洞ができるほど進行すると、喀血することがあります。さらに、免疫の状態が悪く腎やリンパ節にも感染して重篤化すると、脳髄膜にまで入り込むことがあります（粟粒結核）。

*症状が現れない⇔顕性感染

ツベルクリンと BCG

結核感染のリスクを低減させるために、**ツベルクリン反応**が以前から利用されています。これは菌体成分を皮内に注射して**遅延型過敏反応**をみて免疫系の応答を確認するものです。ただし偽陽性*が多いため、血液中のリンパ球に、菌体タンパク質が反応してインターフェロンが産生されることを測定する検査（QFT 検査）が導入されています（**表 2.7**）。これらの検査が陰性だった場合、**BCG** が接種されますが、これはウシ型の**弱毒生菌**から成るものです。なお、現在、BCG の予防接種は、1 歳未満の乳児全員に義務づけられています（p.124 5.3 予防接種参照）。

*陰性だが誤って陽性と判定されること

表 2.7　結核菌の免疫応答

検査・反応	目的	免疫源
ツベルクリン	検査	ヒト型菌体成分
QFT	検査	ヒト型菌体成分（タンパク質）
BCG	予防	ウシ型弱毒生菌

DOTS で治療

　一般に、効果の弱い薬（抗菌薬）を細菌に長く使用すると、この細菌が薬の効かない耐性菌になってしまいます（p.150 6.4 薬剤耐性菌と耐性ウイルス参照）。結核菌も例外ではなく、市中に存在している結核菌の多くが耐性菌と考えられています。そこで、結核の治療には、効果の期待できる抗菌薬を組み合わせて、副作用をモニタリングしながら、短期間で集中的に治療する方針がとられています。これを**直接監視下短期化学療法（DOTS）**と呼びます（**表 2.8**）。"監視"というと怖いイメージがありますが、患者がしっかり定められた薬を服用しているか、副作用が出始めていないかなどを"見守る"ことを指します。

表 2.8　DOTS の代表的な薬剤

薬剤	作用機序
リファンピシン	転写酵素阻害（RNA ポリメラーゼ阻害）
エタンブトール	核酸および細胞壁合成阻害
イソニアジド	脂質合成阻害
ストレプトマイシン	タンパク質合成阻害

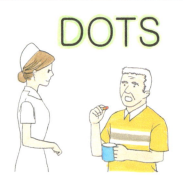

患者さんを見守りながら、結核治療を進めます

F コレラ菌　　脱水を防ごう

Vibrio cholerae
グラム陰性通性嫌気性桿菌

海外で感染？

　コレラ菌は、誰もが聞いたことのある有名で危険（？）な菌ですが、ここ最近はあまり耳にしなくなりました。日本国内で新たに感染することはほとんどなく、東南アジアなど下水道の整備が遅れている地域で旅行者が感染して、国内に持ち込まれることがほとんどです。その後、日本できわめて限局された地域において、感染が広がったことがありました。この菌の感染形態は**便口感染**で、患者のし尿が流入した地域の魚介類を介して広がったことがあります。そして、近年知られているコレラは、病原性が比較的低い**エルトール型**です。さらに1992年に見出された**新型コレラ**は、**O抗原**により**O-139**と分類されます。なお、感染症法では三類感染症に分類されます。

お米のとぎ汁様の下痢

　コレラは感染毒素型で、その症状は、非常に激しい下痢をすることです。便は水様性で、"お米のとぎ汁"様とも例えられます。原因は腸管内で産生される**コレラトキシン**（コレラ毒素）により、水分バランスに異常を来すからです。コレラ対策で重要なのは、とにかく脱水による腎機能障害などを防ぐことです。そのため、コレラ用の経口補液（ORS）も開発されています（**表2.9**）。

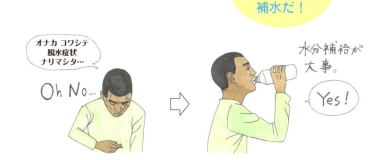

表2.9 コレラ用の経口補液（ORS）の組成

添加物	濃度（%）
塩化ナトリウム	0.35
塩化カリウム	0.15
グルコース	2.05
炭酸水素ナトリウム	0.25

G サルモネラ属菌　卵にはちょっとだけ注意を！

Salmonella Enteritidis
グラム陰性通性嫌気性桿菌

動物の腸管に生息

　サルモネラ属の細菌は、血清型の違いで2000種類以上が報告されていて、チフス菌なども含まれます。その中で、**食品衛生法**で定めている食中毒の原因菌は、腸炎を引き起こす*Salmonella* Enteritidis（別名、**ゲルトネル菌**）です。この細菌は、さまざまな動物の腸管に生息しています。この菌は汚染された肉や卵を通して感染し、腸管上皮に侵入して**感染侵入型**の食中毒を引き起こします。

牛乳のしぼりたてはダメ

　この細菌による食中毒は、欧米ではカンピロバクターと同じく（p.21）加熱殺菌をしない牛乳での事例が多いです（日本では殺菌処理が義務づけ

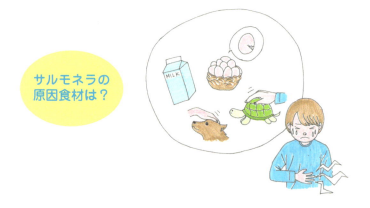

サルモネラの原因食材は？

られています)。これに対して、日本では鶏卵での報告が多いことが知られています。通常、100万個程度の感染粒子が身体に入ると感染が成立し、約10〜24時間の潜伏期間を経て発熱を伴った下痢、腹痛、嘔吐などを発症します。しかし、高齢者や幼児では、より少ない細菌数で重症化することがわかっています。

購入した卵を要チェック

　この細菌は、加熱調理で不活化されますが、オムレツなどの卵料理での食中毒の報告もあります。特に生食する際には、殻に傷がないことや、たとえ冷蔵庫内でも、保存期間を確認することが大切です。低温でも細菌が増殖するからです。また、イヌやミドリガメなどのペットからの感染も知られており、ペットと遊んだのちに食材や調理器具を扱う際には、注意深い手洗いが励行されます。給食やお弁当での集団食中毒も数多く報告されています。なお、感染患者は通年で報告されていますが、特に夏場に多い傾向があります（**図2.6**）。

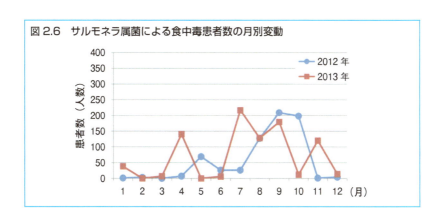

図2.6　サルモネラ属菌による食中毒患者数の月別変動

H ジフテリア・百日咳・破傷風菌　俺たちD・P・T

予防接種には、小さい頃に必ず受けなければならないものがあります（p.124 5.3 予防接種参照）。その代表的なものに、ジフテリア菌（D）・百日咳菌（P）・破傷風菌（T）に対する混合ワクチンがあります。

(1) ジフテリア菌

Corynebacterium diphtheriae
グラム陽性通性嫌気性桿菌

身近にいないが危険

この菌は、**感染症法**で二類に分類される比較的病原性が強い菌です。前述のようにワクチンが接種されているため、わが国では感染報告がほとんどありませんが、**飛沫感染**により小児に伝播して扁桃や咽頭で強い炎症を起こします。そして増殖する際に、**ジフテリア毒素**を産生します。この毒素は心筋の壊死などを起こします（**表 2.10**）。この毒素を化学的に不活化したものを**トキソイド**といい、これがワクチンに利用されています。

(2) 百日咳菌

Bordetella pertussis
グラム陰性好気性桿菌

大人も感染する

その名の通り、感染すると百日間も咳が続くと言われる、小児急性呼吸器疾患の原因菌です。感染力が強く飛沫感染で伝播し、すでにワクチンを接種している、無症状の小児からの感染伝播も知られています。また、予防接種の効果が切れた成人での感染もあり、2007年には大学での集団感染が報告されています。特に激しい咳こみと、"ヒューヒュー"という音を伴った吸入動作が長く続くときは、注意が必要です。この菌は気道の粘膜で増殖し、産出される**百日咳毒素**と繊維状の**赤血球凝集素**が気道上皮の壊死などを起こします（**表 2.10**）。ワクチンには、この両者が不活化されて利用されています。

(3) 破傷風菌

Clostridium tetani
グラム陽性偏性嫌気性桿菌

傷口はすぐ洗おう

クロストリジウム属の細菌で、**ボツリヌス菌**と同じく芽胞を形成し、土壌中に存在して酸素があると増殖できないという特徴をもっています

（p.44 O. ボツリヌス菌参照）。逆に酸素が遮断された状態、例えば転んで傷口に泥が長い時間付着したままになっていると、この菌が増殖して、産出される毒素が身体の中に入ってしまうことになります。近年、ワクチン接種のおかげもあって、ほとんどこの菌による被害は出ていませんが、"傷口はすぐ洗う！"は非常に重要なことなのです。

強直性けいれんを引き起こす

破傷風菌が産生する毒素は、**テタノスパスミン（破傷風毒素）**といい、神経に作用して強直性のけいれんを引き起こします（**表2.10**）。ジフテリア菌と同様に、この毒素を化学的に不活性化したトキソイドが、ワクチンに利用されています（p.124 5.3 予防接種参照）。

表2.10 ジフテリア・百日咳・破傷風菌の毒素

毒素	作用機序
ジフテリア毒素	ペプチド伸長因子 EF-2 を阻害してタンパク質合成を阻害する。
百日咳毒素	調節タンパク質の ADP-リボシル化によりアデニレートシクラーゼを活性化する。
テタノスパスミン（破傷風毒素）	神経終末部からの GABA の放出を抑制する。

I 赤痢菌とペスト菌　細菌感染症界のレジェンド

赤痢菌と**ペスト菌**、ともに歴史的には重要な細菌ですが、わが国では現在出会うことはありません。しかし、"感染することがないから"といって、グローバルな現代社会では知らないわけにはいかないのです。

(1) 赤痢菌

Shigella dysenteriae
グラム陰性通性嫌気性桿菌

昭和の感染症？

1897年に**志賀潔**博士が発見し、属名 *Shigella* も博士の名をとって命名されています。衛生環境が悪かった昭和の中期くらいまでは、わが国でも感染がありましたが、現在は発展途上国での症例報告が中心です。感染形態は**便口感染**で、主な症状は大腸炎による腹痛や下痢です。しかし、強毒種では**志賀毒素***を産生し、**HUS**（p.37 J.腸管出血性大腸菌参照）などを引き起こして重篤化します。

*ベロ毒素と生物学的に相同性が高い。

(2) ペスト菌

Yersinia pestis
グラム陰性通性嫌気性桿菌

細菌で唯一の一類

細菌の中で唯一、感染症法で**一類**に分類される、危険度の非常に高い細菌です。中世ヨーロッパで黒死病として二千万人あまりが死に至り、当時、感染症として知られずに悪魔の仕業と勘違いされて、多くの迫害が行われました。地獄の概念やルネサンスも、ペストがもたらしたと言われています。

恐怖の黒死病

この菌は自然宿主がネズミであり、ノミを介して人に広がりました。感染すると全身のリンパ節や皮下で出血を起こすため、体全体が黒っぽくなり、これが黒死病の名前の由来となっています。わが国では1930年代以降に感染報告はありませんが、インドや南アフリカの一部では持続的に感染報告があります。現在も世界的な感染症対策が必要だとして、非常に重要な細菌に位置付けられています。

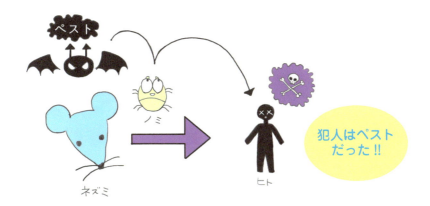

ショートコラム　　　　　　　　　　　　　　　　　　　　ちょい足し知識 ❸

　スコットランドの中心都市エディンバラ。中世末期のペスト大流行で市民の多くが亡くなりました。収拾がつかなくなったので、街ごと埋めてその上に新たな街づくりをしました。現在でも街のあちこちに埋め立てた隙間（洞窟）があり、幽霊が出る（！）とのことで、ツアーが人気です。

---

column
役に立つ微生物

微生物スーパースター列伝 3

放線菌〜土の中の宝庫

　放射菌は土壌中に生息し、菌糸や胞子を作るためにカビ（真菌）と間違われやすいのですが、れっきとした細菌群です。放線菌は多様な生理活性物質を産生し、抗生物質を含む8000種類以上の物質が見出されています。抗菌薬ストレプトマイシンや抗がん剤ドキソルビシンなど、多くの物質が医療に役立っています。ノーベル生理学・医学賞を受賞した大村智博士の見出した抗寄生虫薬イベルメクチンの原型もまさにこれです。1980年代から多くの製薬・バイオ関連企業が、新たな放線菌を求めて世界中の土を集めたことは、業界では都市伝説化しております。放線菌はバイオプラスチックにも関わっており、その底知れぬ魅力から目が離せません。

第 2 章 確認問題 PART1

正しい文章には○を、間違っている文章には×を付けよ。
（間違っている箇所を、訂正してみよう！）

問題

1. ☐ 内毒素は、グラム陽性菌の細胞壁成分である。
2. ☐ 通性嫌気性菌とは、酸素があると増殖できない菌を指す。
3. ☐ インフルエンザ菌タイプ b の莢膜は、ワクチンに利用されている。
4. ☐ 黄色ブドウ球菌は、高温（80℃）でも増殖できる。
5. ☐ MRSA は、メチシリンにのみ耐性を示す。
6. ☐ カンピロバクターは、主に魚介類に生息している。
7. ☐ カンピロバクターの潜伏期間は、48 時間程度である。
8. ☐ カンピロバクターによる食中毒は、発生件数が多いことが知られている。
9. ☐ クラミジアは、ノミが媒介して感染する。
10. ☐ クラミジアは、STD の代表菌である。
11. ☐ オウム病と伝染性トラコーマは、同じクラミジア属菌が原因菌である。
12. ☐ 結核菌は、空気感染することはない。
13. ☐ ツベルクリンには、ウシ型の弱毒生菌が用いられている。
14. ☐ 結核治療には、DOTS が導入されている。
15. ☐ コレラは、主に飛沫感染で広がる。
16. ☐ コレラ感染の対応には、水分補給が重要である。
17. ☐ わが国でのサルモネラ食中毒の原因は、汚染した牛乳によることが多い。
18. ☐ サルモネラ属菌による食中毒は、冬場に多い。

19. ☐ ジフテリア菌の細胞壁成分は、ワクチンに利用されている。
20. ☐ 破傷風菌は、酸素があると増殖できない。
21. ☐ ペストは、感染症法で五類に分類されている。

解 答

1. ×（グラム陰性菌）
2. ×（偏性嫌気性菌）
3. ○
4. ×（毒素は耐熱性だが、菌自体は増殖できない）
5. ×（多剤耐性）
6. ×（鳥や哺乳類の腸管内に生息）
7. ×（2〜6日間）
8. ○
9. ×（空気感染や接触感染）
10. ○
11. ×（オウム病はクラミドフィラ属）
12. ×（主に空気感染）
13. ×（ツベルクリンはヒト型の菌体成分を利用している）
14. ○
15. ×（便口感染）
16. ○
17. ×（汚染した鶏卵による被害が多い）
18. ×（比較的に夏場が多い）
19. ×（トキソイド）
20. ○
21. ×（一類）

J 腸管出血性大腸菌　生レバーは禁止！

enterohemorrhagic *Escherichia coli*（*E.coli*）
グラム陰性通性嫌気性桿菌

O抗原の違い

腸管出血性大腸菌というと、まずO-157という言葉が浮かぶのではないでしょうか？　この「O」は、菌の細胞壁の外膜の構造物であるリポ多糖のO抗原を示し、続く番号で抗原性の違いを示しています。O-157が有名ですが（**図2.7**）、1～157番まで番号が付けられた菌がいるわけではありません。この菌の仲間に**O-111**株があり、2011年に富山県を中心に死者を含む、重篤な集団食中毒が報告されています。なお、腸管出血性大腸菌は五大別されている病原性大腸菌の一つです（**表2.11**）。

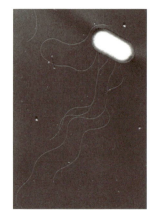

図2.7　腸管出血性大腸菌O-157の電顕写真
（国立感染症研究所細菌部・島田俊雄先生、神戸大学大学院自然科学研究科生命科学・大澤朗先生提供、日本細菌学会　細菌学教育用映像素材集第四版より、二次使用不可）

表2.11　病原性大腸菌の分類と特徴

大腸菌	略語	主な症状
腸管病原性	EPEC	下痢
腸管出血性	EHEC	溶血性尿毒症症候群（HUS）
腸管毒素原性	ETEC	水様性下痢
腸管凝集性	EAEC	下痢
腸管侵入性	EIEC	粘血便を伴った下痢

小児や高齢者でのHUSに注意

　この細菌は、牛の生肉（ユッケ）やレバーを介して重篤な食中毒を起こす厄介なモノ、というイメージがあると思います。通常、家畜やペットの

腸管内で生息しているため、食肉の処理などが不適切に行われると、食物を介して私たちの腸管内に感染します。そして腸管内で増殖する際に**ベロ毒素**と呼ばれる溶血性の毒素を産生します（感染毒素型食中毒）。とくに、乳幼児や高齢者では**溶血性尿毒症症候群**（hemolytic uremic syndrome：**HUS**）が引き起こされ、重症化すると致死率が高いことが知られています。O-111株の事件の際も、この疾患により死者が出ています。

後を絶たない違法行為

　腸管出血性大腸菌への対策としては、食材を十分に加熱することや調理器具を消毒することで、食中毒の発生を防ぐことができます。実際、O-111株の事件後、食品衛生法に基づき飲食店での生レバーの提供が禁止となり、この菌による食中毒の発生が激減した事実があります。一方で、違法に生レバーを提供する飲食店も存在しており、違反した経営者の逮捕も報道されています。

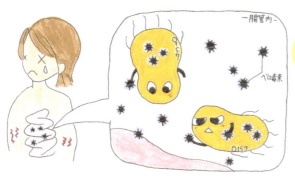

ヒトの腸管内で増殖する際にベロ毒素を産生

K 腸炎ビブリオ菌　魚は真水で洗おう

Vibrio parahaemolyticus
グラム陰性通性嫌気性桿菌

真水で洗う

　TVの旅番組やバラエティー番組で、芸能人が船の上や港でとれたての魚やイカを刺身で食べるシーンを目にすることがあります。その際、漁師さんたちがタンクの水や水道水を流しながら手際よく魚をさばく姿もよく映ります。そういったときに、"オヤッ？"と思ったことはありませんか？目の前にきれいな海水がたくさんあるのにもったいないと。

海産物で感染

　感染（毒素）型食中毒を起こす細菌の代表選手に、**腸炎ビブリオ菌**があります。この菌は海水中に存在するため、生きた菌とともに海産物を食することで食中毒になります。増殖速度が速く、感染してから発症までの潜伏期間が数時間と短いことが知られています。船の上で菌の付着したイカを食べた釣り人が、港に戻った途端に発症した、という報告もあります。また、この菌は増殖するのに2～8%濃度の食塩を必要とし、さらに真水に晒されると溶菌するという変わった特性があります（**好塩菌**とも呼ばれます）。漁師の方々がこの菌の存在や特性を知っていたのかは不明ですが、真水で魚を洗う重要性が代々伝えられていたのかもしれません。なお、この食塩存在下の増殖条件については、**黄色ブドウ球菌**（p.18）とよく比較

表2.12　黄色ブドウ球菌と腸炎ビブリオ菌の対比

	黄色ブドウ球菌	腸炎ビブリオ菌
グラム染色性	陽性	陰性
食中毒の型	毒素型	感染毒素型
潜伏期間	約12時間以内	約6～24時間
産生毒素	耐熱、耐酵素性のエンテロトキシン（腸管毒）	耐熱性の溶血毒素（神奈川現象陽性）
食塩条件	耐塩性*	好塩性

*高い塩濃度（10%）の条件でも増殖が可能である

されます（**表 2.12**）。

溶血毒素が指標

　腸炎ビブリオ菌は、腸管内で**溶血毒素**を産生して嘔吐・下痢症状を引き起こしますが、すべての菌が病原性を持っているわけではありません。そのため、この毒素を指標として病原体の同定・診断が行われ、特にこの菌による溶血現象を**神奈川現象**と呼びます。ただし、病原体の同定は短時間が望ましいため、現在は溶血反応ではなく免疫診断が主流となっています。

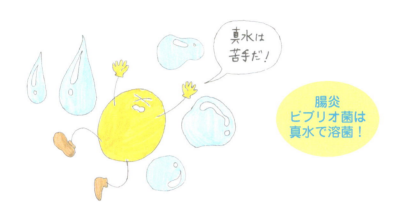

大腸菌～遺伝子工学の礎

column 役に立つ微生物

微生物スーパースター列伝 4

　人間も、動・植物も細菌も DNA は共通の分子です。そのため、入れ替えることが可能であり、それが遺伝子組換え技術です。特殊な酵素を利用して必要な DNA の情報をプラスミドに組み込み、病原性のない遺伝子組換え用の大腸菌に入れて培養することで目的のタンパク質を得ることが可能です。例えば、新薬の研究では標的の酵素等を得るために、昔は動物の臓器などを材料としていました。大腸菌に作らせることで、酵素活性はもちろん、結晶構造解析をすることが可能な場合もあります。遺伝子組換え技術なしでは、現代の医療は考えられません。

L ナイセリア属菌　　STDの代表的な原因菌

Neisseria
グラム陰性好気性球菌

子供のために検査を

　グラム陰性の球菌です。ソラマメのような形状をして、2個ずつが対になった**双球菌**として見出されます。代表的な菌に**淋菌**と**髄膜炎菌**があります（**表 2.13**）。**STD**の代表的な病因菌である淋菌の感染は、男性では痛みと膿汁を伴うので自覚しやすいのですが、女性の場合は初期は無症状であることが多いので、感染を拡大しやすい傾向があります。特に、新生児が出産時に**産道感染**すると、**淋菌性結膜炎**という重い病気になることがあります。妊娠している、あるいは子供をもうける予定がある場合は、検査を受けることが大切です。

表2.13　代表的なナイセリア属（*Neisseria*）

細菌名	特徴
淋菌 （*N. gonorrhoeae*）	淋病の原因菌。STDの代表菌。男性：尿道炎、膀胱・前立腺炎（重篤化）、女性：膣炎など
髄膜炎菌 （*N. meningitidis*）	**流行性脳脊髄炎**の代表菌。鼻・咽喉に一部常在。血行から髄膜に侵入して重篤化する。

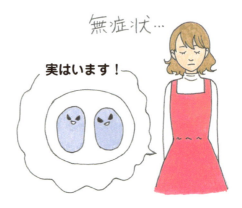

女性は淋菌に感染しても自覚症状が出にくい

M 梅毒トレポネーマ　昔の話ではありません

Treponema pallidum
グラム陰性桿菌

偉人たちも

梅毒は、代表的な **STD** で、古くは中世の著名な哲学者や作曲家がこの感染症により亡くなっています。まさに "英雄色を好む！" です。現代でもこの感染症はなくならず、むしろ感染者の若年齢化が問題視されています。梅毒の原因菌は**梅毒トレポネーマ**（トレポネーマは回転している糸という意味）で、らせん状の形状をし、以前はスピロヘータというらせん状の細菌の仲間に含まれることから、梅毒スペロヘータと呼ばれることが多くありました。梅毒にかかり、重症化すると中枢神経が侵され、死に至ることがあります。前述の "偉人たち" も中枢神経に何らかの作用があったため、常人では成し得ないことができた、というまことしやかな説もあります。

胎盤で増殖

妊婦がこの菌に感染していると胎盤で菌が増殖し、**先天梅毒**として子供に障害を生じたり、あるいは死産になることが多いことが知られています（p.133 5.6 母子感染の対策参照）。したがって、子供をもうける予定のある女性、さらにはパートナーにとって、事前に感染の有無を検査することが重要です。この菌は熱や乾燥に弱く、人工的に培養することができません*。そのため、検査には代替法として、ウシの心筋由来の脂質に対する抗体を検出する方法が利用されています。これを**ワッセルマン反応**といいます。なお、治療には**ペニシリン**が第 1 選択薬として使用されています。

*ウサギの睾丸でのみ増やすことが可能。

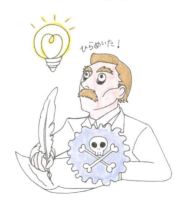

梅毒は中枢神経を侵します

N ヘリコバクターピロリ菌　胃の中に何かいる！

Helicobacter pylori
グラム陰性桿菌（微好気性）

胃がんの原因

ヘリコバクターピロリ菌の名は、TVや新聞のCM（特にヨーグルト）などで、目にしたことがあるのではないでしょうか？　この菌は胃や十二指腸に感染し、発展途上国では80％以上で、わが国でも高齢者では50％近くの人が感染しているといわれています。そして、この菌が胃潰瘍や**胃がん**の形成に深く関わっていることがわかっているため、現在では感染が確認された場合は、積極的に**PAC療法**といわれる除菌療法が行われます（**表2.14**）。この菌を1983年に発見したウォーレンとマーシャル両博士は、その功績で2005年にノーベル医学生理学賞を受賞しています。

表2.14　代表的な除菌療法（PAC療法）薬

薬物	作用・特徴など
オメプラゾールなど	プロトンポンプ阻害薬（PPI）
アモキシシリン（AMPC）	経口型βラクタム系抗生物質
クラリスロマイシン（CAM）	マクロライド系抗生物質
メトロニダゾール（MNZ）	二次使用（クラリスロマイシン耐性時）

周囲を中和

この菌はグラム陰性の桿菌ですが、複数の強靭な**鞭毛**をもち、らせん状の形状をとります（**図2.8**）。発見されるだいぶ前から、胃潰瘍や胃がんの臨床材料の研究により、胃の中に"何かいる"ことは疑われていました。しかし、菌が従来の方法では分離されないこと、胃酸の中では菌が

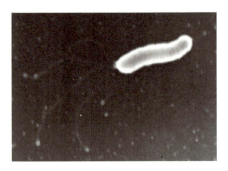

図2.8　ヘリコバクターピロリ菌の電顕像
（杏林大学医学部感染症学・神谷茂先生提供、日本細菌学会　細菌学教育用映像素材集第四版より、二次使用不可）

生きることができないはずだ！という主張などから、積極的に病原菌を探索することが滞っていました。そして発見されて初めてわかったことですが、この菌は**ウレアーゼ**を産生して周囲の胃酸をアンモニアで中和することで、胃粘膜で生き抜くことができるのです。このウレアーゼを指標として、菌がいるかどうかを調べることができます（**呼気診断法**）。

胃がん発症の機序にどう関係している？

この菌に感染している人がすべて胃潰瘍や胃がんを発症するわけではありません。しかし、胃がんのあるタイプでは、高い頻度でこの菌の感染が検出されます。

食塩濃度の高い食事は、胃粘膜を荒らし、この菌に感染しやすくなるとして、胃がんのリスクファクターとされています。この菌が胃の上皮細胞に打ち込むある種の成分や、菌自体が持っている**LPS**が引き起こす過剰な免疫応答などが、複合的に胃がんの発症に関与していると考えられています。

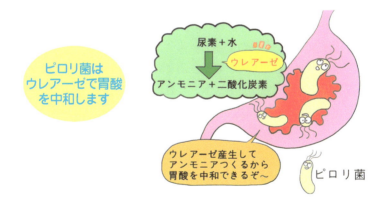

ショートコラム　　　　　　　　　　　　　ちょい足し知識 ❹

ピロリ菌の発見でノーベル賞を受賞したウォーレン博士たち。コッホの4原則（p.4）を実践しました。動物実験ではなく、この菌を自分たちで飲んで胃潰瘍になることを証明したのです。

O クロストリジウム属菌 　酸素がなければ安心か？

Clostridium
グラム陽性偏性嫌気性桿菌

(1) ボツリヌス菌　*Clostridium botulinum*

真空パックの盲点

　脱酸素剤や真空パックは、食の安全を確保するうえで絶対にはずせない技術です。しかし、この空気（酸素）が無ければ、雑菌は増えないはずだから安全である、という概念を覆す細菌がいます。それが**ボツリヌス菌**です。この菌は**偏性嫌気性菌**に分類され、主に土壌中に見出されますが、**酸素がない**環境下で増殖します。そして**芽胞**を形成するので、真空パックや缶詰内の食材に混入すると発芽し、増殖する際に**ボツリヌス毒素**という神経毒を産出します。

ハチミツも注意

　ボツリヌス菌による食中毒はめったに報告されませんが、**毒素型食中毒**の代表的な病原体に位置づけられています（p.130 5.5 食中毒への対策参照）。もともとソーセージの缶詰から見出され、菌の名称もラテン語の"ソーセージ"が由来です。また、日本ではあまり報告されていませんが、**乳児ボツリヌス症**という疾患があります。これはハチミツなどに混入した芽胞が、腸管内で発芽して生じます。このことから1歳未満の乳児は、ハチミツの摂取を控える必要があります（大人は大丈夫です）。

麻痺性の毒素

　ボツリヌス毒素は、末梢神経において神経伝達物質を遮断する作用があり、感染すると嚥下や呼吸困難などを起こし（乳児では頑固な便秘や手足の麻痺など）、致死率も高くなっています。しかし、このような麻痺性のボツリヌス毒素が、一部では医薬品としても利用されています。眼瞼けいれんの緩和や美容整形におけるしわ伸ばし、そして発汗抑制などに利用されています。

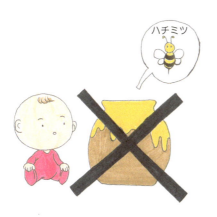

(2) ディフィシル菌　*Clostridium difficile*

普段はおとなしいヤツ

　この菌は、ヒトの腸管に常在し、普段は症状を示しません。抗菌治療により、他の腸内細菌が減少すると優位になり、異常増殖します。これを**菌交代症**といいます。増殖する際に、損傷細胞やフィブリンなどから**偽膜**を作り、腸管機能を低下させてしまいます（**偽膜性大腸炎**）。

(3) ウェルシュ菌　*Clostridium perfringens*

経口と創傷では違う作用

　この菌は、土壌や動物・ヒトの腸管に常在しています。菌の株によって作用が異なります。エンテロトキシンを産生する株では、空気に触れない生焼けの肉やカレーなどの中で増え、感染毒素型の食中毒の原因になります。一方、芽胞が傷口より侵入して、筋肉の壊死を起こす株もあります（ガス壊疽）。これは、α**毒素**という**ホスホリパーゼC**活性を示す毒素が、細胞膜を破壊することが原因です。

P マイコプラズマ　オリンピックイヤーに流行る、はずだった

Mycoplasma pneumoniae
通性嫌気性菌

長く続く咳に注意

　発熱は大したことないのに、咳が出る期間が長く続いたりすると、**肺炎マイコプラズマ**の感染が疑われます。医療の現場では、"マイコプラズマはオリンピックの年に流行する"と言われていました。ところがここ最近、オリンピックに関わらず、マイコプラズマ感染流行の報告があります。この理由には諸説ありますが、住環境の密閉性が1つの要因とも考えられています。

細胞壁がない！

　マイコプラズマは**細胞壁をもたず**、大きさも直径 300 nm 程度とインフルエンザウイルス程度であり、自立して増殖できる最小微生物です。このように小さくて細胞壁がないので形状も柔軟に変化するため、無菌用フィルター（0.22 μm 径）の網目を通過してしまいます。この菌の増殖には**コレステロール**が必要であり、また人工培地（選択培地）上では、目玉焼き状の特徴的なコロニーを作ります。グラム染色では、見ることができない菌です。

抗菌薬が限定される

　この菌は**飛沫感染**で広がり、潜伏期間も 2 ～ 3 週間と長いことが知られています。この菌による肺炎は胸部の聴診などで発見されにくく、異型肺炎と呼ばれることがあります。そして、細胞壁がないため、**βラクタム系**や**バンコマイシン**などが利用できず、使用される抗菌薬が限定されます（p.138　6.1 抗菌薬参照）。

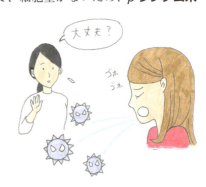

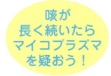

咳が長く続いたらマイコプラズマを疑おう！

Q リケッチア　　草むらでは長ズボンを

Rickettsia
グラム陰性偏性細胞内寄生性菌

とにかく刺されない

リケッチアは**クラミジア**と同様に、真核細胞の中でしか増殖できない**細胞内寄生性**を有し、ヒトへの感染はダニ、シラミなどの**節足動物**が媒介します。すなわち、ダニなどに刺されることでリケッチアが体内に侵入し、感染するわけです。例えば、草むらなどに生息する**ツツガムシ**に刺されると**オリエンチア・ツツガムシ**に感染することがあります。肌の露出が多い服装（特に短めのズボンなど）は、ハイキングなどの際には避けたほうが安全です。リケッチアは生物学的に2種類の属があり、それぞれ異なった特徴があります（表2.15）。なお、使用できる抗菌薬は、クラミジア同様に限られています。

表2.15　代表的なリケッチア（*Rickettsia*）

細菌名	特徴
オリエンチア・ツツガムシ（*Orientia tsutsugamushi*）	**ツツガムシ**病の病原体。ツツガムシが媒介。局所のリンパ腫脹など。多臓器不全の重症例もあり。
リケッチア・ジャポニカ（*R. japonica*）	別名、**日本紅斑熱リケッチア**。マダニが媒介。紅斑や高熱が見られる。西日本で多い。
リケッチア・プロワツェキ（*R. prowazekii*）	別名、**発疹チフスリケッチア**。シラミが媒介。中枢・循環器に障害を起こし、致死率も高い。

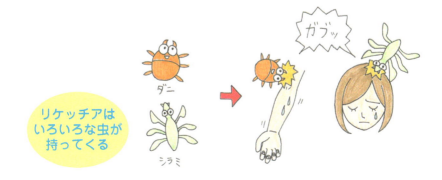

リケッチアはいろいろな虫が持ってくる

R 緑膿菌　少年の青っぱな？

Pseudomonas aeruginosa
グラム陰性通性嫌気性桿菌

青緑色の膿？

　昭和のレトロな時代を表した映画を観ると、立派な（？）鼻汁（青っぱな）を垂らした少年が出てきたりします。最近では、町でそのような少年に出会うことがありません。この鼻汁の青緑色は**緑膿菌**（りょくのうきん）が産生するピオシアニンという色素由来だといわれています（諸説あります）。ただし、緑膿菌が感染すると必ず感染部位に青緑色の化膿を生じるというわけではありません。

院内感染の肺炎 No.1

　この菌は、グラム陰性の通性嫌気性桿菌です。土壌など自然界に幅広く存在し、ヒトのさまざまな部位に感染して多くの疾患に関与します（**表2.16**）。菌自体の病原性はあまり高くなく、**日和見感染症**の代表菌です。そして**院内感染**による肺炎の原因菌の第1位にあげられます。

表2.16　緑膿菌の代表的な疾患と特徴

疾患	特徴など
肺炎	院内感染によるものが多い
化膿性皮膚疾患	やけどが原因になる
尿路感染	汚染カテーテルが原因
髄膜炎	頻度は低い

最強耐性菌出現？

　この菌は、外膜にある**ポーリン孔**と呼ばれる外部との物質をやりとりするための穴が少なく、抗菌薬や消毒薬が効きにくいことが知られています。そのため、この菌に効果がある薬は限られています。近年、多くの抗菌薬が効かない**多剤耐性緑膿菌**（MDRP、p.151参照）が出現し、院内感染症対策の大きな問題になっています。

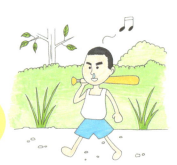

緑膿菌は身近にいます

S レジオネラ菌　いいお風呂って？

Legionella pneumophila
グラム陰性好気性桿菌

温泉での教訓

　温泉施設や銭湯などに行くと脱衣所に、"レジオネラ属菌検査済"というパネルがあるのを目にしませんか？　これは過去に起きた、ある温泉施設での集団感染事故を教訓にしています。**レジオネラ菌**（レジオネラ・ニューモフィラ）は、土壌のアメーバなどの中で生息し、高温多湿の条件を好みます。そのうえ、お風呂の濾過装置等の汚泥内でも増殖することができるので、定期的な消毒を行わないと、お湯の中に菌が混入する危険があります。そして入浴者が泡風呂や打たせ湯などでしぶきなどとともに吸入して、感染が成立します。症状は典型的な**細菌性肺炎**ですが、厄介なことに感染すると**肺胞マクロファージ**内に寄生してしまいます。この菌自体の病原性は決して高くなく、**日和見感染症**の一つでもあります。過去の温泉施設での集団感染事故においても、重症化したのはお年寄りなど免疫が弱い方たちでした。

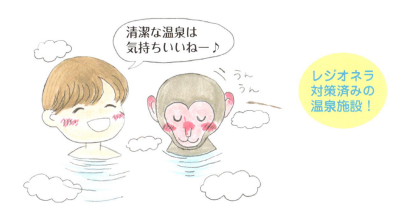

ショートコラム　　　　　　　　　　　　　　ちょい足し知識 ⑤

　レジオネラ菌の名前の由来は、米国での在郷軍人会（Legion）から来ています（最初の報告から、在郷軍人病とも呼ばれます）。在郷軍人のパーティにおいて、地下水を循環させて冷やす旧式の冷房装置が感染源となり、多くの感染者を出しました。

T 連鎖球菌属 　A群連鎖球菌と肺炎球菌

Streptococcus
グラム陽性通性嫌気性球菌

口腔内に常在

　連鎖（レンサ）球菌属は、直径が 0.6 〜 1.0 μm のグラム陽性球菌です。名前の由来の通り、鎖が連なったような形状をし、その多くがヒトに常在したさまざまな疾患に関与しています。代表菌が **A群連鎖球菌**（**図2.9**）と**肺炎連鎖菌**です（**表2.17**）。また、口腔連鎖球菌は歯周病などに関わり、口腔ケアの観点から注意を要する細菌です（p.127 5.4 口腔ケアの重要性参照）。

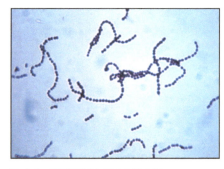

図2.9　連鎖球菌のグラム染色像
（大阪大学大学院歯学研究科口腔細菌学教室・川端重忠先生提供、日本細菌学会　細菌学教育用映像素材集第四版より、二次使用不可）

(1) A群連鎖球菌（溶連菌）

学童で流行

　木枯らしが吹く季節になると毎年、新聞やテレビのニュースで、小学校児童の間での溶血性連鎖球菌（溶連菌）の流行を耳にします。この菌は、正式には溶血性を示す**A群連鎖球菌**を指します（**表2.17**）。この菌は咽頭

表2.17　連鎖球菌属（*Streptococcus*）の分類と特徴

分類	学名	主な疾患
A群連鎖球菌 （化膿性連鎖球菌）	*S. pyogenes*	・咽頭炎、リウマチ熱、糸球体腎炎など
B群連鎖球菌	*S. agalactiae*	・新生児敗血症など
肺炎連鎖球菌 （肺炎双球菌）	*S. pneumoniae*	・市中肺炎など
口腔連鎖球菌	*S. sanguinis* など	・歯周病、誤嚥性肺炎など

に定着しやすく、咳などの飛沫によりヒトからヒトへ容易に感染します。多くの場合は 2〜4 日の潜伏期間を経て、発熱を伴った化膿性の炎症（咽頭炎や扁桃炎）を起こします。ペニシリン系抗生物質などによる抗菌治療を行わないと中耳炎など合併症を起こすことがあります。

抗菌薬は使いきる

この菌には、炎症性の症状が終息したのちに現れる重篤な疾患が知られています。**急性糸球体腎炎**と**リウマチ熱**です。急性糸球体腎炎は、菌体成分の一種（M タンパクなど）とそれに対する抗体が**免疫複合体**を作り、それが糸球体に沈着して炎症を生じるものです。リウマチ熱は、同様に菌体成分と関節や心臓の組織成分に共通の抗原があり、抗体が誤って組織を攻撃してしまうものです。両疾患ともに血流中の菌体成分が原因となった、自己免疫疾患の一種と考えられています。これらのリスクを下げるためにも、咽頭炎などの自覚症状が軽減したからといって、勝手な判断による抗菌治療を中止することは避けなければなりません。

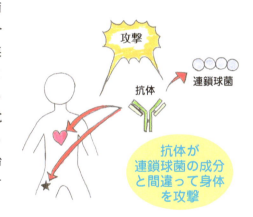

溶血性毒素で診断

この菌は、溶血性毒素を産生します。その毒素の一つである**ストレプトリジン O** は抗原性が高いため、患者の血清中から**抗ストレプトリジン O 抗体（ASLO）**を検出することで診断が付きます。なお、この溶血性毒素は炎症性疾患との関連性は薄いと考えられています（**表 2.17**）。

(2) 肺炎連鎖球菌

市中肺炎の No.1

高齢化社会を迎えて、2015 年現在のわが国の死因の第三位は肺炎です。

肺炎にはさまざまな要因（病因）がありますが、一般の社会生活を送っている中で罹患する肺炎（**市中肺炎**＊といいます）の原因菌の第一位は、**肺炎連鎖球菌**です。なお、健常人の5割弱が鼻咽喉に常在菌としてこの菌をもっています。

＊市中肺炎⇔院内肺炎（院内感染症の一つ）

莢膜はワクチンに

　肺炎連鎖球菌は、他の連鎖球菌と異なり、2個で一組の**双球菌**の形態をとります（別名、肺炎双球菌）。そしてこの菌は細胞壁の外側に**莢膜**という多糖からなるゼリー状の膜を被っています。この莢膜が病原性に深く関与し、肺胞マクロファージなど免疫担当細胞の攻撃から菌を守っていると考えられています。また、この莢膜の組成の違いで、90種類以上の型が知られています。

　2014年10月より、肺炎球菌に対する予防接種が高齢者に向けて**定期接種**となりました（p.124）。使用されるワクチンは莢膜が標的となっており、23種類の型に対応しています。今後さらに多くの型に対応できるワクチン（多価ワクチン）が必要とされています。小児の場合もHib（p.17 2.2 A インフルエンザ菌タイプb 参照）とともに小児用肺炎球菌ワクチンが定期接種となっています。接種年齢は生後2か月以上5歳未満で、初回接種の月齢によりスケジュールと接種回数が異なります。

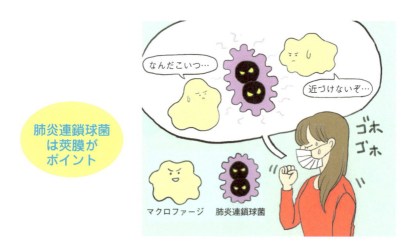

肺炎連鎖球菌は莢膜がポイント

第2章 確認問題 PART2

正しい文章には○を、間違っている文章には×を付けよ。
（間違っている箇所を、訂正してみよう！）

問題

1. ☐ O-157は、腸管病原性大腸菌の1つである。
2. ☐ 溶血性尿毒症症候群（HUS）の原因は、ベロ毒素である。
3. ☐ 腸炎ビブリオ菌は、耐塩菌といわれる。
4. ☐ 腸炎ビブリオ菌の潜伏期間は、3日間程度である。
5. ☐ ナイセリア属菌は、グラム陰性の桿菌である。
6. ☐ 淋菌は、産道感染することがある。
7. ☐ 梅毒トレポネーマは、血液寒天培地で増やすことができる。
8. ☐ 梅毒トレポネーマは、胎盤で増殖する。
9. ☐ ヘリコバクターピロリ菌は、若年層での感染が多い。
10. ☐ ヘリコバクターピロリ菌は、尿素を産生する。
11. ☐ ボツリヌス菌は、通性嫌気性桿菌である。
12. ☐ ボツリヌス毒素は、医薬品として利用されることがある。
13. ☐ ウェルシュ菌は、偽膜性大腸炎を起こす。
14. ☐ マイコプラズマは、細胞壁をもたない。
15. ☐ ツツガムシ病は、クラミジアの感染が原因である。
16. ☐ 緑膿菌は、市中肺炎の原因菌として一番多い。
17. ☐ 緑膿菌は、抗菌薬が効きにくい。
18. ☐ レジオネラ菌は、40℃を超えると増殖できない。
19. ☐ レジオネラ菌は、細胞寄生性をもたない。
20. ☐ 溶連菌は、リウマチの原因となる。
21. ☐ 肺炎連鎖球菌のワクチンは、不活化された毒素が用いられる。

解 答

1. ×（腸管出血性大腸菌）
2. ○
3. ×（好塩菌といわれる）
4. ×（数時間）
5. ×（球菌）
6. ○
7. ×（ウサギの睾丸でのみ増やせる）
8. ○
9. ×（高齢者中心）
10. ×（ウレアーゼ：尿素を分解する酵素を産生する）
11. ×（偏性嫌気性桿菌）
12. ○
13. ×（偽膜性大腸炎を起こすのは、ディフィシル菌）
14. ○
15. ×（リケッチア）
16. ×（院内感染での肺炎）
17. ○
18. ×（高温多湿を好む）
19. ×（肺胞マクロファージに寄生する）
20. ×（リウマチ熱の原因。リウマチとは関係ない）
21. ×（莢膜が用いられる）

乳酸菌 ～誰もが知っていて、意外と知らない

【プロバイオティクス】 乳酸菌はその名の通り、増殖しながら乳酸を出して、周囲のpHを酸性にします。この性質で腟においては雑菌類を、大腸内では悪玉と呼ばれる細菌やウイルスの増殖を抑制するのです。プロバイオティクス*という言葉は、まさに乳酸菌やビフィズス菌に与えられた称号みたいなものです。乳酸菌は菌体成分が腸管免疫を活性化する、あるいはバランスの正常化をすることも知られており、アレルギーや感染症対策としても注目を集めています。ただし、乳酸菌は腸内に住み続けるわけではないので、日々補給することが重要です。

＊適正量を摂取した場合、宿主に有用な作用を示す生菌体

【食文化】 乳酸菌は私たちの食文化も豊かにしてきました。乳酸菌は糖を分解して乳酸を作る（$C_6H_{12}O_6 → 2C_3H_6O_3$、乳酸発酵）ためお漬物では旨味を増し、そして長期間の熟成においても雑菌の繁殖を抑えています。日本酒の製造においては、お米の発酵・熟成の種になる"酛（もと）"と呼ばれる小培養中でも雑菌を抑え、風味をあげるなど活躍しています（山廃や生酛造り）。モンゴルの遊牧民は、集団生活する単位で独自の乳酸菌飲料を作っています。日本の酒蔵の人もモンゴルの遊牧民も、自分たちの乳酸菌を代々大切に引き継いでいます。

第3章

ウイルスって何？

　ウイルスは、私たちの身体に寄生します。その感染方法はウイルスの種類によって異なり、増殖する臓器や組織、そして細胞も複雑に異なります。もちろん感染して現れる症状も多岐に渡っています。

　近年、地球温暖化によって、シベリアの永久凍土に眠っていた危険なウイルスの再出現が危惧されています。また、記憶に新しいところでは、中近東で新たなウイルスが出現しました。

　本章では、複雑なウイルスの増殖メカニズムの基本をシンプルに解説した後に、代表的なウイルスについて五十音順に解説します。

3.1 ウイルスとは

A ウイルスの構造

いたってシンプル

　ウイルスは非常に小さいナノサイズの生物です。ウイルス粒子は基本的に遺伝子である **DNA** あるいは **RNA** を、タンパク質（カプシド）が取り囲む単純な構造をしています。ウイルスによっては、**エンベロープ**と呼ばれる外被タンパク質にも覆われています。そして DNA を含むウイルスを **DNA ウイルス**、RNA を含むウイルスを **RNA ウイルス**と呼びます（**図 3.1**）。

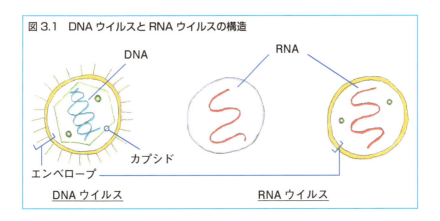

図3.1　DNA ウイルスと RNA ウイルスの構造

借り暮らしの生物

　ウイルスは細菌や真菌とは異なり、周りに酸素や栄養分などが十分にあっても単独で増殖することができません。ウイルスが増えるためには、生きた細胞（宿主）に感染して、細胞内の材料や酵素、そしてエネルギーを利用しなければなりません。ウイルスによっては、自らの粒子中に必要な酵素などを持つものもいます。

B ウイルスの増殖

ウイルスはどんな細胞にも感染するわけではありません。風邪を引き起こすウイルスであれば肺や気管などの細胞に、肝炎の原因ウイルスであれば肝臓の細胞に感染します。いろいろなウイルスがありますが、感染してから子孫ウイルスを増やして細胞から出てくるまでの過程には、多くの共通点がみられます（図 3.2）。その一方で、DNA ウイルスと RNA ウイルスでは異なる点もあります。以下、増殖の段階を 3 つに分けて説明していきます。

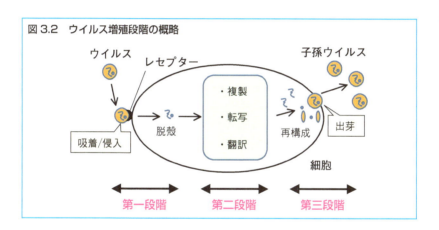

図 3.2　ウイルス増殖段階の概略

（1）増殖の第一段階　吸着／侵入から脱殻まで

レセプターの利用

ウイルスは自分にとって都合の良い（感染ができる）細胞を私たちの組織から見出して、感染します。この最初のステップとして、ウイルスは細胞の表面に存在する**レセプター**（受容体）と呼ばれる分子へ吸着します。レセプターはウイルスごとに異なります。代表的なものにリンパ球の **CD4** 分子があり、これは **HIV** 感染に関わります（p.90 O. ヒト免疫不全ウイルス参照）。その後、ウイルスは細胞内に侵入して、細胞側の酵素などによってカプシドから DNA や RNA、さらに酵素類が放出されます。

このことを**脱殻**と呼びます（**図 3.2**）。

(2) 増殖の第二段階　遺伝子の複製、転写および翻訳
DNA ウイルスと RNA ウイルスで異なるメカニズム
① DNA ウイルスの場合（図 3.3）

　ウイルス DNA は、細胞内に持ち込んだ複製用の酵素（**DNA ポリメラーゼ**）と共に細胞の核に入ります。

→そこで DNA の**複製**が起こり、子孫用のウイルス DNA を複数作ります。

→この一部が細胞側の酵素で**転写**されてタンパク質合成のための mRNA になります。

→これが鋳型となって、細胞のリボソームにおいて子孫ウイルス粒子を形成するタンパク質などが作られます（**翻訳**）。

　なお、ウイルスによっては早めにある種のタンパク質を作り、これが DNA の複製を促進しているものもいます。

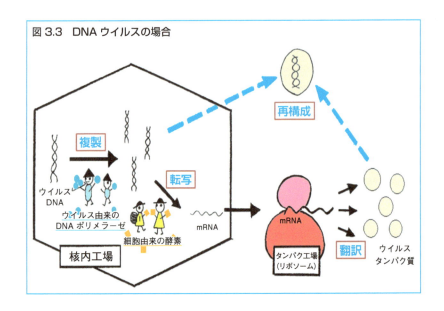

図 3.3　DNA ウイルスの場合

② RNA ウイルスの場合（図 3.4）

　ウイルス RNA は、ウイルスが細胞質中に持ち込んだ転写用の酵素（**RNA**

ポリメラーゼ）で mRNA を作ります。
→そして DNA ウイルスの場合と同様に、翻訳されて複数のタンパク質ができます。
→このタンパク質には、粒子形成用と RNA を複製するための酵素が含まれています。
→この酵素を利用して子孫用のウイルス RNA の複製が起こります。

　なお、ウイルスによっては、ウイルス RNA がそのまま mRNA として働きます（p.71 C 型肝炎ウイルス参照）。また、**レトロウイルス**という**逆転写酵素**をもつ RNA ウイルスは、メカニズムが若干異なります（p.92 参照）。

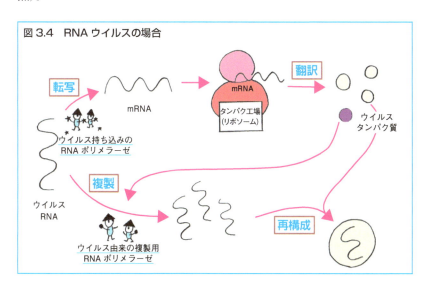

図 3.4　RNA ウイルスの場合

(3) 増殖の第三段階　粒子の再構成から出芽へ

恩知らずのウイルス

　細胞内で作製された子孫ウイルス用の DNA や RNA は、細胞膜の近くで、同じく新たに作製されたタンパク質を利用して粒子が再構成されます。この際、ウイルスタンパク質の一種であるタンパク質分解酵素（**プロテアーゼ**）をうまく利用して、粒子を完成させます。そして、（お世話になった）宿主の細胞を破壊しながら、出芽して子孫ウイルスを放出します（**図 3.2**）。

C ウイルスの学名

英名を利用

　細菌の場合は、ラテン語で属名と種名を併記します（p.16 2.1 C. 細菌の学名参照、例：*E. coli*：大腸菌）。ウイルスは、多くの場合に英語での一般名を用います（例：influenza A virus：A型インフルエンザウイルス）。なお、科名は大文字で始まるイタリック体で表されます（例：*Orthomyxoviridae*：オルソミクソウイルス科）。

ウイルスベクター～優れた DNA の運び屋さん

　遺伝子治療や遺伝子工学の場において、目的の DNA をほ乳動物細胞に効率よく導入することはとても重要です。そこでベクター（運び屋）として活躍しているのが「ウイルスベクター」です。ウイルスが細胞に感染して遺伝子を導入する性質を利用しています。標的とする細胞ごとにウイルスベクターを選ばなければなりませんが、ウイルスベクターは組換えウイルスとして目的の DNA を効率よく標的細胞へ運びます。例えば、iPS 細胞は、皮膚の細胞に山中因子とよばれる 4 種類の DNA をレトロウイルスベクターを使って導入して作製されました。

3.2 ウイルスの種類と特徴

A アデノウイルス　学校のプールで熱が出る?!

Adenovirus（アデノウイルス科）
DNAウイルス

風邪症状の原因

　夏の思い出、学校のプール。泳げる人もそうでない人も、楽しかった記憶があるのではないでしょうか？　そして、後からなぜか体が熱っぽくなり、のどが腫れて"夏風邪ひく奴は…"などと揶揄されたことがありませんか？　この風邪症状の原因は、**アデノウイルス**だったのです。このウイルスは外被タンパク質のエンベロープをもたず、二本鎖DNAをタンパク質の集合体である正二十面体のカプシドが包む構造をしています（**図3.5**）。このウイルスは、アルコールや逆性石鹸などの消毒薬などへの抵抗性が強いため、**院内感染**にも注意が必要な病原体です。

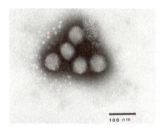

図3.5　アデノウイルスの電顕像
（富山県衛生研究所ウイルス部・長谷川澄代先生提供）

咽頭結膜熱を引き起こす3型と7型

　アデノウイルスは51種類のタイプ（血清型）が知られており、主に、3と7型が夏季にプールの水を介して児童に感染伝播して、**咽頭結膜熱**を引き起こします（**プール熱**）。タオルの共用なども感染拡大に関わっています。8型は、流行性結膜炎の原因ウイルスです（**表3.1**）。また、**不顕性感染**（p.25参照）をしていることが多いウイルスです。

　このウイルスに対する抗ウイルス薬はなく、対症療法での対応になります。なお、このウイルスは**飛沫感染**により、血清型に関わらず乳幼児のおよそ一割に急性の気道感染（**風邪症状**）を起こします。徹底した手洗いなどによる予防・感染拡大阻止が必要です。

表3.1 主なアデノウイルス

主なタイプ（型）	疾患名	部位・症状
1, 2, 4, 5	急性熱性咽頭炎、風邪	咽頭痛など
3, 7	咽頭結膜熱（プール熱）	咽頭痛、発熱など
8	流行性結膜炎	眼
40, 41	乳児急性胃腸炎	嘔吐・下痢など

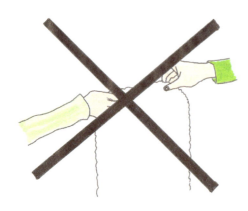

アデノウイルスがうつるからタオルの共用はダメ！

column 役に立つ微生物

微生物スーパースター列伝 7

農薬微生物〜植物の味方

　農作物の害虫駆除や感染防御に、さまざまな微生物が活用されています。害虫に感染して殺す働きをするウイルスを利用したり、病原体のテリトリーを奪うために無害なウイルスや細菌を増やす作戦をたてたり、あるいはワクチンのように植物本来の防御機構を刺激する微生物を使ったりと、その活用のしかたは非常にバリエーションに富んでいます。

B インフルエンザウイルス 大流行を何度も繰り返す

Influenza virus（オルソミクソウイルス科）
RNAウイルス

(1) ウイルスの分類と感染経路

抗原亜型で分類

インフルエンザウイルスには、**A、BおよびC型**の3つの型があり、B型とC型はヒトにのみ感染します。いずれも外被タンパク質のエンベロープを持ち、ウイルス内に8つあるいは7つに分節したRNAを遺伝子としてもちます。エンベロープ上には、ウイルスが細胞に侵入するのに用いる**赤血球凝集素（ヘマグルチニン、HA）**と細胞から離脱するときに働く**ノイラミニダーゼ（NA）**があります（**図3.6**）。A型はさらにこの15種類のHAと9種類のNAの組み合わせ（**抗原亜型**）で分類され、H3N2（HAの型が3でNAの型が2の場合）のように表現されます。理論上は、15 × 9 = 135組になりますが、実際は限られた組み合わせでしか存在しません。

なお、有名な抗インフルエンザウイルス薬タミフル（**オセルタミビル**）は、このNAを標的にした薬です（p.66 **表3.3** 参照）。

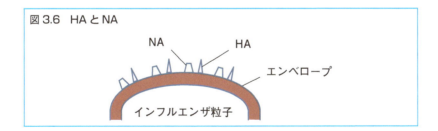

図3.6 HAとNA

渡り鳥とともに

インフルエンザウイルスは、人から人へ**飛沫感染**で広がります。以前は大流行をするのがA型、地域で流行するのがB型、C型はめったに流行しない、といわれてきましたが、B型の大流行も報告されています。

A型はヒト以外のトリやブタなど、身近にいる動物にも感染します。冬場のインフルエンザの流行は、大陸から飛来する渡り鳥が持ち込むことが

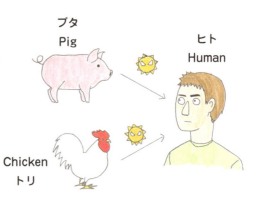

インフルエンザはトリやブタからもうつります

わかっています。このように、多くの種類の動物からヒトへの感染が危惧されています。

(2) A型インフルエンザウイルス

一般的なインフルエンザウイルス

ほぼ毎年流行する、もっとも身近な一般的なインフルエンザウイルスです。なかでも、**A香港型**（H3N2）と**Aソ連型**（H1N1）の2種類のウイルスのどちらかが、あるいは両者が混合して流行します（**図3.7**）。2009年にメキシコのブタから大流行（**パンデミック**）が始まった新型インフルエンザウイルスはH1N1でしたが、Aソ連型とは抗原性が異なり、肺炎を起こしやすい特徴がありました。

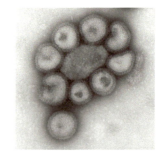

図3.7　A型インフルエンザウイルスの電顕像
（F.A.Murphy博士提供、CDCウェブサイトより）

ヒトに対して高病原性ではない

よく耳にする**鳥インフルエンザ**も、A型のインフルエンザウイルスです。そして、特にトリに対して高い感染力と致死性を示すのが、**高病原性鳥インフルエンザ**（H5N1とH7N9）として分類されます（**表3.2**）。ここで注意してほしいのは、"高病原性"と恐ろしい名称が付いていますが、ヒトに対して病気を引き起こすという意味ではありません。この鳥インフルエンザはほとんどヒトには感染しませんが、東南アジアや中国、アフリカの一部においては、感染した多くのトリに高い頻度でヒトが曝されて、感

表3.2 インフルエンザウイルスの感染症法での分類

ウイルス	類型
高病原性鳥インフルエンザ（H5N1、H7N9）	二類
鳥インフルエンザ	四類
インフルエンザ（鳥、新型などを除く）	五類
新型インフルエンザ（H1N1）	新型インフルエンザなど
再興インフルエンザ（H2N2など）	

染死亡した例が報告されています。今最も恐れられているのは、ヒトに感染した鳥インフルエンザがヒトの体内で抗原性が変わり、よりヒトへ感染しやすくなることです。

　インフルエンザウイルスに感染すると通常、発熱を伴った下気道炎を起こします。肺炎になることは稀ですが、それでも日本では高齢者を中心に、毎年数千人が亡くなります。また、脳症や多臓器不全を引き起こすことも知られています。

(3) B型インフルエンザウイルス

抗原亜型はない

　このウイルスの構造は、A型とよく似ていますが、HAとNAの構造が一定であって、A型のような抗原亜型は存在しません。そのため、世界的な大流行は起きない、と考えられています。

(4) C型インフルエンザウイルス

めったにいない

　C型インフルエンザウイルスは、遺伝子の分節が7本であり、NAがありません。AおよびB型インフルエンザウイルスとは性状がかなり異なり、流行することはありません。

(5) インフルエンザ対策

春先に次の冬の流行を予測

　現在のインフルエンザワクチンは、感染の予防ではなく、発症と重症化

の抑制が目的とされています。ワクチンには、A型とB型のウイルスの成分が混合されています。大量のウイルス成分が必要なため、ウイルスを得るために発育鶏卵で培養が行われます。流行するシーズンに間に合わせるため、春先には次の冬の流行を予測（中央アジアでのウイルス情報が元になっています）して作製が始まります。

　素早く大量に生産でき、そして予防にも効くワクチンの開発が世界中で競われています。

ドラッグデザインの革命児

　抗インフルエンザ薬の使用は、発症後48時間以内に服用を開始することで、その後の症状の緩和に効果があります。なお、現在使用されている抗インフルエンザ薬は、ほとんどがNAを阻害する薬です（**表3.3**）。ウイルスが感染細胞内で増殖して、新たな粒子が出てくる（出芽）段階で、細胞からウイルス自身を切り離す際にNAが働きます。この酵素が標的とされて、画期的な薬が世に出たわけです。そして、薬の原型（リード化合物）は、世界で初めてコンピューターでデザインされた物質として、その後の新薬の開発に大きな影響を与えました。

表3.3　抗インフルエンザ薬

抗ウイルス薬（投与法）	作用機序
ザナミビル（吸入）	ノイラミニダーゼ（NA）阻害
オセルタミビル（経口）	
ラニナミビル（吸入）	
ペラミビル（点滴）	
ファビピラビル*（経口）	RNAポリメラーゼ阻害

*パンデミックウイルス出現時に使用予定

ショートコラム　　　　　　　　　　　　　　　　　　　　　　**ちょい足し知識 6**

　ノイラミニダーゼの結晶構造を決めたオーストラリアの研究グループ。ワクチン研究のために大量のウイルス成分を調製している際に、誤って結晶化させてしまったのです。

C エボラウイルス　森林からの警告？

Ebola virus（フィロウイルス科）
RNAウイルス

まだ終わっていない

2013年末に西アフリカ・ギニアで感染拡大が始まった**エボラ出血熱**は、2015年の春の時点で未だ終息していません*。ギニアの隣国であるリベリアやシエラレオネに感染は拡大し、感染者数は2万人を超え、死者も1万人に迫る勢いを示しています。原因である**エボラウイルス**（図3.8）はどのような病原体なのでしょうか？

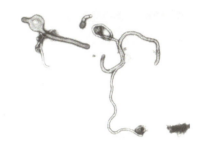

図3.8 エボラウイルスの電顕像
（B.W.J.Mahy博士提供、CDCウェブサイトより）

*2015年5月にWHOはリベリアでの終息宣言をしました。

血液凝固系の異常

エボラウイルス（図3.8）はRNAウイルスで、ひも状やぜんまい状などのさまざまな形態をとり、**接触感染**により血液を介して感染します。感染症法の一類に分類されます。症状は嘔吐・下痢から始まり、消化管での出血が起こり、やがて多臓器不全になります。もともと、このウイルスの

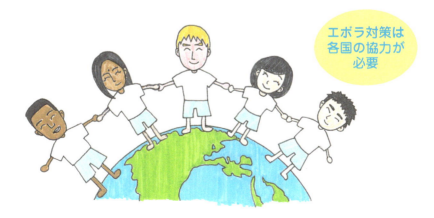

エボラ対策は各国の協力が必要

致死率は 20％程度でしたが、西アフリカのような衛生状態があまり良くない環境下では、40％に近い方が亡くなっています。このウイルスが身体に入ると、まず**マクロファージ**などの初期免疫にかかわる細胞に感染します。そして感染した細胞から、血液を凝固させる物質が強力に誘導されてしまいます。そのために、本来、身体の中で必要に応じて血液を凝固させる成分が足りなくなってしまい、結果として全身で出血傾向になると考えられています。

アウトブレイク

　エボラウイルスの名前は、最初に報告されたアフリカ奥地の川の名前に由来しています。これまでの複数回の局地的な感染爆発（アウトブレイク）では、現在のような大きな被害は出ていませんでした。自然界での宿主は未だ不明（コウモリ説が最も有力とされていますが）ですが、報告される以前から、熱帯の森の奥地では感染者がいた、と考えられています。ただし、致死率があまりに高いために、かえって広がらずに終息していた病気でした。しかし、今回、西アフリカの人口集中地帯に現れたため、被害が拡大したようです。交通手段の発達と森林破壊がエボラウイルスを誘い出した、ともいわれています。なお、現在、日本で開発された抗ウイルス薬**ファビピラビル**（p.66、p.144 参照）等が"特効薬"の期待を背に、実践トライアルされています。一日も早い終息が期待されています。

D 肝炎ウイルス 生活に大きく関与するのは4種類

Hepatitis virus

4種類の肝炎ウイルス

肝炎ウイルスとしては、A～E型の5種類が知られています。私たちの普段の生活に大きく関与しているのが、A～CおよびE型肝炎です（**表3.4**）。

表3.4 肝炎ウイルスの分類と感染源

肝炎ウイルス	分類（遺伝子）	感染源
A型（HAV）	ピコルナウイルス科（RNA）	牡蠣など飲食物
B型（HBV）	ヘパドナウイルス科（DNA）	血液
C型（HCV）	フラビウイルス科（RNA）	血液
E型（HEV）	ヘペウイルス科（RNA）	豚肉など飲食物

(1) A型肝炎ウイルス（HAV）

抗体保有率の低下

A型肝炎ウイルスは、衛生環境の悪い地域を中心に世界的に蔓延していますが、わが国では、散発的な感染報告がある程度です。このウイルスの感染形態は**便口感染**で、わが国では牡蠣などの海産物を介して感染します。潜伏期間は数週間あり、発熱や倦怠感などから検査をして、**ALT**などの**血清マーカー**の数値が上昇して、判明することがほとんどです。まれに黄疸や肝臓の腫大などを伴うことがありますが、通常は2か月程度で回復します。高齢者は抗体保有率が高いのですが、子供が曝される環境ではないので、若者ではほとんど抗体をもっていません。そのため、地域的ではありますが、感染で流行するリスクはあります。

(2) B型肝炎ウイルス（HBV）

DNAウイルス

B型肝炎ウイルスは、他の肝炎ウイルスとは異なり、遺伝子に二本鎖のDNAをもちます。粒子は**エンベロープ**（**HBs**）に覆われ、内部はDNA

表 3.5　HBV タンパク質と抗体の指標と役割

タンパク質類	指標と役割
HBs 抗原	表面抗原。血中に 6 か月以上存在すると HBV キャリアと判定。組換え体はワクチンに利用。
HBs 抗体	過去に感染した、あるいはワクチンを接種した証し。
HBc 抗原	コアの表面タンパク質。感染している指標。
HBc 抗体	高い抗体価は現在の感染を、低い抗体価は過去の感染を示す。
HBe 抗原	コアの前駆体。肝臓でウイルスが増殖している指標。感染性が高い状態。
HBe 抗体	HBe 抗原消失後に現れる。感染性が低い状態。

を守るように**コアタンパク質**（**HBc**）が包んでいます。これらのウイルスを構成しているタンパク質類は、B 型肝炎ウイルスの診断や予防に重要な役割を担っています（**表 3.5**）。

感染形態と防止策

　このウイルスへの感染経路は、大きく分けて 3 通りあります。1 つめは、十分に消毒されていない器具を使った医療行為や、医療従事者の針刺し事故、麻薬注射の回しうちなど血液による感染です。2011 年に国との間で賠償などの和解案が示された B 型肝炎訴訟は、注射器の使い回しによる集団予防接種が原因でした。大人になってからの感染では、一過性の急性肝炎を発症することがあります（たいていの場合、ウイルスは排除され、慢性化はしません）。新生児期や幼児期に感染すると、慢性化する持続感染となります。

　次は、母親から子への**垂直感染**で、主に**持続感染**します。そして 3 つめは、性行為による感染です。この場合、無症候のキャリア（本人に感染している自覚がない）を通じて感染が広まっていきます。

　B 型肝炎は、かつて輸血後に問題視されていましたが、**HBs 抗原**のスクリーニングなどにより、激減させることができました。そして医療従事者を中心にワクチン（遺伝子組換え HBs 抗原、p.126 参照）接種も推奨され、血液を介する感染の封じ込めは一定の効果を上げています。このウイ

ルスは消毒用アルコールで不活化できないため、汚染した血液などへの処置には、**次亜塩素酸ナトリウム液**などが利用されています。一方、垂直感染の防止には、産後すぐに新生児に抗 HBV 抗体（HBIG）を投与し、後にはワクチンを接種するなどの対策がとられています。なお、感染患者への治療としては、インターフェロン製剤と抗ウイルス薬の併用が基本になっています。

(3) C 型肝炎ウイルス（HCV）

非 A 非 B 肝炎

C 型肝炎は、1989 年にウイルス遺伝子断片が見つかるまでは、非 A 非 B 肝炎として原因不明の疾患でした。その後、ウイルスの遺伝子配列が解読され、ある RNA ウイルスが原因であることが判明しました（p.69 **表 3.4**）。HCV は、粒子の中に酵素をもっていません。肝細胞に感染すると自身の RNA を **mRNA** として利用し、これを細胞のリボソームで翻訳して大きなタンパク質を作成します。そしてこの大きなタンパク質の一部が、タンパク質分解酵素である **NS3 プロテアーゼ**として働き、自分の後ろのほう（C 末端側）を切断します。これにより、ウイルスの複製に必要な酵素である **NS5B RNA ポリメラーゼ**など複数のタンパク質を切り出します。これらのタンパク質が子孫ウイルスを作るために細胞の中で働くのです。HCV はこのようなユニークな増殖メカニズムをもつため、治療に既存の抗ウイルス薬が利用できませんでした。

肝がんの元凶

HCV に感染した人のうち 2 割程度は、20 年近くたって肝硬変に移行し、さらに適切な処置をしないと高い確率で**肝がん**になります。ある報告では、肝がんを発症した人の約 8 割はこのウイルスに陽性でした。このウイルスは、B 型肝炎ウイルスと同様に血液を介して感染します。ウイルスの正体がはっきりするまでは、輸血や非加熱血液凝固製剤、そして民間伝承療法などにより、知らず知らずのうちに感染している人がいました。一説によると、感染者は 150 万人程度いると考えられています。現在はさまざまなウイルス検査法が確立したため、新たな感染患者は激減しています。

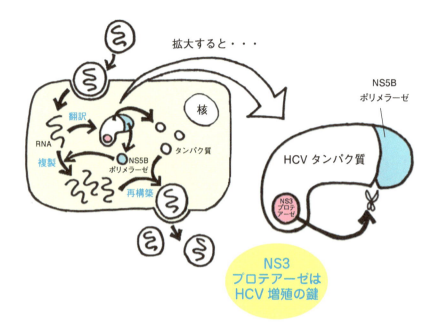

インターフェロン抵抗性

　このウイルスは、遺伝子の型から主に6種類に分類され、わが国で多く見つかるウイルス（1b型）は、**インターフェロン***抵抗性を有しています。そのため、インターフェロン製剤と核酸誘導体リバビリンの併用が主に行われて、奏効率を上げてきました。現在、NS3プロテアーゼやNS5B RNAポリメラーゼ阻害薬なども開発され、C型肝炎の根治療法確立が期待されています（p.142 6.2 抗ウイルス薬参照）。

> *インターフェロン：ウイルスが感染すると細胞内に誘導される抗ウイルス性のタンパク質です。ウイルスのRNAの切断やウイルスのタンパク質合成を抑制する作用があるため、抗ウイルス剤として利用されています。

ショートコラム　　　　　　　　　　　　　　　　　　　　ちょい足し知識 ❼

　C型肝炎ウイルスの全塩基配列を決定したカイロン社。世界で初めて塩基配列で特許を取得しました。これによりHCVの配列を参考にした商業的な研究は、すべて同社に情報使用料を支払わなければならず、同社は多大な利益をあげました。

(4) E 型肝炎ウイルス（HEV）

豚レバーの生食もダメ

　HEV は、HAV 同様に便口感染により急性肝炎を発症するウイルスです（p.69 **表 3.4**）。このウイルスは、HAV より病原性が高いことが知られています。発展途上国では、飲料水からの HEV 感染報告が多いのに対して、わが国では豚肉の生食での感染が報告されています。特に、加熱用を除き、牛の生レバーの販売・提供が禁止（p.37 参照）になったため、代替品として豚の生レバーを提供する飲食店が増えました。そのため、HEV 感染リスクが高まり、豚の生レバーの提供も禁止されるようになりました。

| ショートコラム | ちょい足し知識 ❽ |

　人気上昇中のジビエ料理。もともとフランスの料理で、野生の鳥獣の肉を用いています。家畜にはない旨味と、食害防止の森林保護の観点で注目されています。ただし、野生の鳥獣には多くの病原体がいます。必ず良く火を通して楽しんでください。

重症急性呼吸器症候群(SARS)コロナウイルス　それは突然やってきた

SARS coronavirus（コロナウイルス科）
RNA ウイルス

新型ウイルスの脅威

2002 年、中国広東省に突如として謎のウイルス感染症が現れ、世界を震撼させました。このウイルスは、38℃以上の高熱と激しい咳や呼吸困難から、やがて肺炎を引き起こし、瞬く間にヒトからヒトへ感染を拡大していきました。致死率は 10％程度でしたが、2013 年 7 月に WHO から制圧宣言が出るまでの間に、約 800 名の死者を出しました。このウイルスが、**重症急性呼吸器症候群（severe acute respiratory syndrome：SARS）コロナウイルス**です。このウイルスを含めてコロナウイルスは、一本鎖の RNA を遺伝子としてエンベロープも持ちます。このエンベロープには長い突起があり、それが集まって房状にも見えます。そのために、ウイルス粒子の全体像が"太陽のコロナ"に似ており、この名前の由来になっています。

感染症のグローバル化へ

コロナウイルスには数種類あり、ヒト以外にも多くの動物に感染します。そして、ヒトコロナウイルスは風邪のような症状を起こすことがありますが、重症化することはありませんでした。この SARS コロナウイルスの遺伝子を解析したところ、既存のコロナウイルスには当てはまらず、新種のウイルスであることが判明しました。このウイルスは気道分泌液中に存在し、**飛沫感染**によりヒトからヒトへ広がります。現在は終息しましたが、自然宿主はいまだ不明です。2002 年のアウトブレイク時も、最初に感染した医師が潜伏期間中に香港へ旅行したことが、感染拡大の原因だと言われています。1 日あれば世界中に移動することができる現代では、第 2・第 3 の SARS に備える必要があります。

2019 年末に中国で発生が確認され、世界中に感染が拡大している新型コロナウイルス感染症（COVID-19）の原因ウイルスは、SARS コロナウイルス-2（SARS-CoV-2）と命名されました（p.9 参照）。

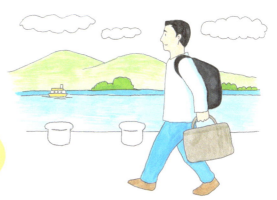

SARSに感染した医師が旅行へ、そして感染拡大

F 重症熱性血小板減少症候群（SFTS）ウイルス　マダニを介する新たな脅威の出現

SFTS virus（ブニヤウイルス科）
RNAウイルス

SFTS登場

2013年1月、日本中に衝撃的なニュースが走りました。原因不明の高熱と嘔吐・下痢、そして血小板の減少で治療を受けて亡くなった山口県の高齢の女性が、SFTSウイルスに感染していたと確認されたのです。その方にはマダニに刺された跡があり、当初、リケッチアをはじめとする、既知の細菌やウイルスに対する検査が行われましたが、それでは原因がわからず、最終的に**重症熱性血小板減少症候群（severe fever with thrombocytopenia syndrome：SFTS）ウイルス**が原因だと判明しました。

マダニがベクター

SFTSウイルスは、直径が約100 nmの球形をしたRNAウイルスで、2011年に特定されました。わが国では、2013年1月まで感染が報告されていませんでした。中国ではすでに2009年以降、患者の報告があり、血液や体液を介して感染者の周りの人へ感染したケースも報告されています（**二次感染**）。SFTSの症状は高熱、消化器症状、血小板および白血球の減少などで、感染患者は何れもマダニの咬傷あとがあり、これが**ベクター**（運

び屋）と認識されています。自然界では、クマの仲間やシカ等がこのウイルスを保有していると考えられています。わが国では 2014 年までに 104 名が感染し、高齢者を中心に 30 名の方が亡くなっています。

自分で取らずに病院へ

　SFTS の治療方法は対症療法しかなく、高熱や腎機能の低下を防ぐことや播種性血管内凝固症候群（DIC）の治療により、症状のピークとされている感染後 8 ～ 13 日を乗り切ることに主眼が置かれています。マダニは米粒大の大きさがあり、ヒトの身体に刺咬したまま数日間存在することがあります。マダニに吸血されているのを発見した際は、無理に取り除かないでください。マダニの口部が皮膚に残る可能性があり、また体液が逆流して SFTS ウイルス感染のリスクが高まるからです。できるだけ速やかに医療機関へ行くことが薦められています。なお、SFTS は感染症法上の四類感染症に位置づけられています。

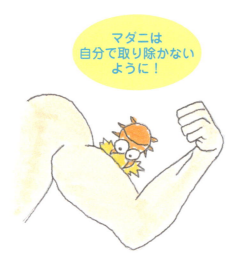

G 水痘帯状疱疹ウイルス
水疱は忘れた頃にやってくる

Varicella-zoster virus（ヘルペスウイルス科）
DNAウイルス

帯状疱疹は繰り返す

帯状疱疹は皮膚に帯状の疱疹が現れた疾患で、激痛を伴います。この疱疹の広がり方は神経に沿っており、顔面に現れると顔面神経麻痺や失明を伴うこともあります。多くの場合、高齢者に多い病気ですが、壮年期でも発症することがあります。そしてこの病気は、繰り返し発症する危険性を持っています。

水ぼうそうは潜む

帯状疱疹の原因は、**水痘帯状疱疹ウイルス**（varicella-zoster virus：**VZV**）です。その名の通り、水痘（水ぼうそう）と原因ウイルスが同じです。初めて罹ると水ぼうそうになります。ウイルスとしては、**ヘルペスウイルス**の仲間になります（p.95 P. ヘルペスウイルス参照）。子供の頃に罹った水痘が治癒した後でも、このウイルス遺伝子が**三叉神経節**など中枢神経系に潜みます（**潜伏感染**）。そして、通常は身体の免疫システムに負けて静かにしているのですが、長い年月を経て加齢により免疫系が弱まる、あるいは強いストレスを受けたり、がんに罹ることで再び活動を始めます。そのため、帯状疱疹のリスクを下げるには、水痘に罹らない、あるいは水ぼうそうの予防接種などで帯状疱疹に罹っても、重症化させないことが大事です。

帯状疱疹ウイルス　おんなじ。。。　水ぼうそうウイルス

帯状疱疹と水ぼうそうは同じウイルス

痛みとの長い戦い

このウイルスは神経軸索を伝って広がり、体表近くの神経に沿って痛みを伴った帯状の疱疹を作ります。近年、このウイルスに非常によく効く抗ウイルス薬が開発され、治癒までの日数が短くなるとともに、痛みも軽減できるようになりました（**表 3.6**）。しかし、ウイルスの完全な排除は不可能であるため、高齢化社会を迎えて複数回罹患するお年寄りが増えてきています。

表 3.6 代表的な帯状疱疹の治療薬

抗ウイルス薬	作用機序
アシクロビル	ウイルスの DNA ポリメラーゼを阻害
バラシクロビル	
ファムシクロビル	

帯状疱疹が治癒した後に、痛みが残る場合があり、この状態を**帯状疱疹後神経痛**（Post Herpetic Neuralgia：**PHN**）といいます。高齢者では痛みが一年以上続くこともあり、いかにして痛みを軽減して患者の QOL を高めるかが、皮膚科領域の大きな課題の１つになっています。

中東呼吸器症候群(MERS)コロナウイルス ラクダ飼いから広がった?

MERS coronavirus(コロナウイルス科)
RNA ウイルス

中東から新型ウイルス

中東呼吸器症候群(Middle East respiratory syndrome:MERS)コロナウイルスは、2012年7月に、初めてヒトへの感染が報告されました。このウイルスは、当初、サウジアラビアでのヒトコブラクダを扱っている人の中で感染が広まり、**二次感染**を経て約2年間に700名が感染して、そのうち200名程度が死亡しました。主な症状は重篤な肺炎ですが、亡くなった方の多くが、腎障害も併発していました。現在、有効な抗ウイルス治療法が確立されていないため、これらへの対症療法に頼ることになります。

SARSとは似て非なる

このウイルスはRNAウイルスであり、コロナウイルス科に分類されます。現時点では、**SARSコロナウイルス**(p.74参照)と非常に似ているウイルスだと考えられています。MERSコロナウイルスは、一時的でも人口密度が高くなる中東の巡礼地での感染が報告され、感染拡大が強く危惧されていましたが、最悪の事態は発生していません。これは、SARSコロナウイルスが上気道感染を主としているのに対して、このウイルスは下気道感染が中心のため広がりにくかった、と解釈されています。しかしウイルスが変異することで感染力が強くなる可能性は否定できず、今後もMERSコロナウイルスの発生状況に注意が必要です。

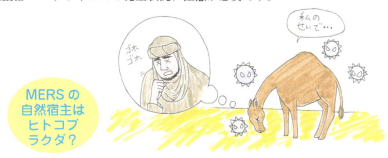

MERSの自然宿主はヒトコブラクダ?

I　デングウイルス　　地球温暖化の使者？

Dengue virus（フラビウイルス科）
RNA ウイルス

東京が発生地に？

　2014年夏、東京・代々木公園周辺で、**デングウイルス**という聞きなれないウイルスによる感染症が広がりました。このウイルスは本来、熱帯・亜熱帯地方で発生している感染症の原因ウイルスで、**ネッタイシマカ**などの蚊が媒介します（**図 3.9**）。国内での感染例は約70年ぶりのことです。今回の東京の例は旅行者が東南アジアなどでこのウイルスに感染し、帰国した旅行者を刺した蚊（ヒトスジシマカ）が、他の人を刺して感染を広げたと考えられています。

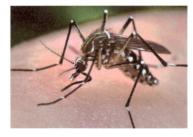

図 3.9　ネッタイシマカ
（F. H. Collins 博士提供、CDC ウェブサイトより）

蚊への対策が必要

　デングウイルスには4つの血清型があり、**デング熱**と型によっては**デング出血熱**を起こす場合があります。一般に、多くの場合はデング熱だけですみます。このウイルスは感染してから3〜7日程度で発熱し、頭痛や関節痛を伴いますが、一週間程度で回復します。東京でも感染は、限局した地域内で留まり、蚊の季節の終了と共に終息しました。このウイルスは、蚊の卵にはリレーされないので、今後代々木公園が発生地になることはありません。しかし、地球温暖化がウイルスにとって棲みやすい環境を作り出していることは間違いないようです。

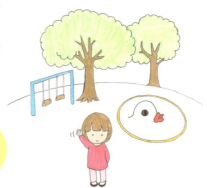

デングは蚊が運ぶので、長袖が安心

J 日本脳炎ウイルス 予防接種を受けよう！

Japanese encephalitis virus（フラビウイルス科）
RNA ウイルス

ブタの体内で増えた

日本脳炎ウイルスは、日本人の研究者によって分離などが行われたウイルスです。戦前はこのウイルスの流行により、多くの子供が亡くなりました。しかし、ワクチンの開発により、わが国では年間に数名程度の発症（脳炎）に留まっています（多くは高齢者です）。このウイルス感染による症状は、高熱や頭痛に始まり、光線過敏症や意識障害など、重篤な脳障害に進行します。そして致死率は、20〜40％程度と高いことが知られています。なお、東アジアや南アジアにかけてウイルスは広く分布しています。このウイルスは、**コガタアカイエカ**が媒介しますが、自然宿主はブタです。ブタの体内で増えて血液中に出てきたウイルスを蚊が運び、その蚊がヒトを刺して感染しますが、ヒトからヒトへの感染拡大はありません。

ワクチンの切り替え

以前用いられていたワクチンでは、マウスの脳で増やしたウイルスが不活化されて利用されていました。そして重篤な副反応が報告されたため、発症報告の少なさも手伝って、子供が予防接種を受けない（受けさせない）状況がありました。しかし、このウイルスは身近にいるため、一時的に感染リスクが上がってしまいました。現在は培養細胞を用いたワクチンが開発され、副反応のリスクが軽減されたこともあり、定期接種（**表 3.7**）が勧奨されています（p.126 参照）。

表3.7　日本脳炎ウイルスの定期予防接種スケジュール

第1期（3回）	初回接種（2回）	生後6ヶ月以上90ヶ月未満
	追加接種（1回）	初回接種後おおむね1年後
第2期（1回）		9歳以上13歳未満

第3章 確認問題 PART1

正しい文章には○を、間違っている文章には×を付けよ。
（間違っている箇所を、訂正してみよう！）

問題

1. ☐ ウイルスは、エネルギー産生系をもち、自立増殖する。
2. ☐ インフルエンザウイルスは、細胞のレセプターに結合して感染する。
3. ☐ レトロウイルスは、逆転写酵素をもつ。
4. ☐ ウイルスの学名は、基本的にラテン語で表される。
5. ☐ アデノウイルスは、RNA ウイルスである。
6. ☐ プール熱の原因は、アデノウイルスの感染である。
7. ☐ A 型インフルエンザウイルスは、ヒトとトリにのみ感染する。
8. ☐ 高病原性鳥インフルエンザウイルスは、ヒトへの病原性が高いウイルスである。
9. ☐ オセルタミビルは、ウイルスのノイラミニダーゼを阻害する。
10. ☐ エボラウイルスは、主に飛沫感染で広がる。
11. ☐ 肝炎ウイルスは、すべて血液を介して感染する。
12. ☐ B 型肝炎ウイルスは、消毒用アルコールに抵抗性がある。
13. ☐ C 型肝炎ウイルスは、粒子内に酵素類をもたない。
14. ☐ SARS コロナウイルスは、蚊を媒介して感染拡大した。
15. ☐ SFTS ウイルスの感染を避けるため、マダニの刺咬を見つけた場合、すぐに自分で除去する必要がある。
16. ☐ 水痘帯状疱疹ウイルスは、潜伏感染する。
17. ☐ 帯状疱疹は、治癒した後に痛みが残ることがある。
18. ☐ 中東呼吸器症候群（MERS）の原因は、アデノウイルスの仲間の

感染である。
19. ☐ デングウイルスに感染すると、多くの場合で出血傾向が続く。
20. ☐ 日本脳炎ウイルスは、わが国ではほとんど撲滅された。

解 答
1. ×（増殖するには生きた細胞に感染する必要がある）
2. ×（特定のレセプターはない）
3. ○
4. ×（細菌はラテン語表記）
5. ×（DNA ウイルス）
6. ○
7. ×（ブタやウマなども感染する）
8. ×（トリに対する病原性）
9. ○
10. ×（接触感染）
11. ×（A,E 型は便口感染）
12. ○
13. ○
14. ×（飛沫感染）
15. ×（自分で除去せずに医療機関へ行く）
16. ○
17. ○
18. ×（コロナウイルス）
19. ×（一部の血清型のみ出血熱を伴う）
20. ×（ブタの血液中で見出される）

K ノロウイルス 冬だけではないお腹にくるウイルス

Norovirus（カリシウイルス科）
RNA ウイルス

感染性胃腸炎

冬は牡蠣(カキ)がおいしいシーズンです。ただ生牡蠣は好きだけどあたるのが怖いからと避けている人も多いと思います。生牡蠣による食あたりは、多くの場合、**ノロウイルス**による**感染性胃腸炎**です。

非常に強い感染力

ノロウイルスは以前、小型球形ウイルスと呼ばれていました。このウイルスはエンベロープをもたず、非常に感染力が強いウイルスです（**図 3.10**）。そして、石鹸や**消毒用アルコール**（70％エタノール）で不活化されない、という特徴があります。また、人工的に培養ができないため、抗ウイルス薬も開発されていません。

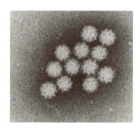

図 3.10 ノロウイルスの電顕像
（藤田保健衛生大学医学部・谷口孝喜先生提供）

患者数の多い食中毒

このウイルス感染による主な症状は、吐き気や嘔吐・下痢です。この食中毒の患者数は、1年間にほぼ1万人を超え、原因別の食中毒の患者数が最も多いことが知られています（p.21 参照）。この感染は1年を通して広がっていますが、特に冬場にピークが来ます。そして、発熱を伴うこともあって"お腹にくる風邪"と誤解されることもあります。ノロウイルスの感染ルートは、汚染食材の経口摂取です（**便口感染**）。患者の吐物や糞便中に多くのウ

ノロウイルス食中毒患者の報告数は No.1

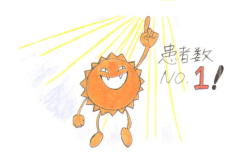

イルスが含まれ、かつ感染力が非常に強いために、患者本人や医療従事者の手指を介しての感染にも注意を要します。潜伏期間は 12 ～ 48 時間と短く、症状が急に現れます。

次亜塩素酸ナトリウム液が有効

　感染者に対する治療は、抗ウイルス薬がないため、脱水症状を防ぐための水分補給などの対症療法になります。そして大事なのは、このウイルスに感染しないための有効な予防策を講じることです（**表 3.8**）。

表 3.8　ノロウイルスへの予防策

対象	処置法
手指	・石鹸を用いて徹底的に流水洗浄 ・（洗浄後）オキシドールで 5 分間以上処置
調理器具	・0.02％以上の次亜塩素酸ナトリウム液で処置 ・90℃、1 分間以上処置
汚物	・（手袋・マスク着用で）0.1％以上の次亜塩素酸ナトリウム液で 10 分間以上処置 ・90℃、1 分間以上処置

　ノロウイルスに対しては加熱が最も有効ですが、消毒薬としては**次亜塩素酸ナトリウム**液が効果を示します。また、ウイルスは殺しませんが、石鹸による徹底した手洗いは、手指からウイルスを脱落させるために有用です。なお、吐物や糞便中のウイルスが飛散して感染することも知られているため、汚物を処理する際はマスクや手袋を着用し、かつ速やかに処理することが重要です。

L パピローマウイルス　うつるんです！

Human papillomavirus（パピローマウイルス科）
DNA ウイルス

イボからがんまで

パピローマウイルス（図 3.11）は別名、**乳頭腫ウイルス**と呼ばれ、皮膚などに特徴的な腫瘍を形成することがあります。このウイルスは小形の正二十面体構造をして、遺伝子として環状の二本鎖 DNA を持ちます。このウイルスは人工的な培養ができず、遺伝子の型で 90 種類に分類され、その型ごとに疾患が知られています（**表 3.9**）。そして、身近なイボのような良性腫瘍から悪性のがんまで幅広い病原性をもったウイルスです。

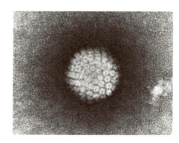

図 3.11　パピローマウイルス
（Laboratory of Tumor Virus Biology、NIH-Visuals Online、AV-8610-3067 より）

表 3.9　パピローマウイルスの代表的な遺伝子型と疾患

主な遺伝子型*	疾患	感染部位
1, 2, 4 型	疣（ゆう；イボのこと）	皮膚
5, 8, 47 型	皮膚がん	皮膚
6, 11 型	尖圭コンジローマ	生殖器と周囲
16, 18, 31 型	子宮頸がん	子宮頸部

＊例外や頻度の相違がある

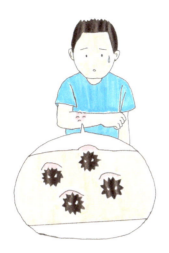

イボには
パピローマウイルス
がいるので、
搔いちゃだめ！

予防が可能な子宮頸がん

パピローマウイルスが原因の腫瘍は、当たり前のことですが、このウイルスに感染しないようにすれば防ぐことができます。イボの治療でしたら、液体窒素で壊死させたり、外用薬を用いて、ウイルスが周りの皮膚にうつらないようにしながら、コロリと取ることが大事です。**尖圭コンジローマ**は **STD** の一つで、わが国では患者の低年齢化が進み、他の STD と共にその対策が問題になっています。**子宮頸がん**は、数少ない予防が可能ながんです。若い女性では、乳がんについで多いがんであり、定期的な健診とパピローマウイルスの感染予防が重要になります。このウイルスに対するワクチンが開発されて、予防接種は可能になっています。しかし、ワクチンの副反応のメカニズムに不明な点があり、国による積極的な接種の勧奨は中止されています（2015 年 5 月現在）。

M パルボウイルス　真っ赤なほっぺが

Human parvovirus（パルボウイルス科）
DNA ウイルス

伝染性紅斑の原因

パルボウイルス（ヒトパルボウイルス*）**B19** は、小児に風邪様の症状を起こすウイルスです。発熱と発赤により頬が赤くなることが多いので、**りんご病**とも呼ばれていましたが、正式には**伝染性紅斑**という堅い名前があります。通常は軽症で済みますが、造血系に基礎疾患がある子供は重症化する危険性があります。

りんご病特有の皮膚の症状（両頬の赤み）が出る1〜2週間前に風邪様の症状が出て、その時期にウイルスを排出します（感染力がある）。

*エリスロウイルス属（Erythrovirus）に分類されるため"エリスロウイルス B19"が正式名称として提唱されていますが、いまだにヒトパルボウイルス B19 が名称として広く使われています。

垂直感染

このウイルスはエンベロープをもたず、直径も 20 nm 程度と非常に小さい DNA ウイルスです。**赤芽球**などに感染し、赤血球が正常に産生されなくなるため、上記のような重症化が知られています。このウイルスは、胎盤を介して母親から胎児が**垂直感染**することがあります。その場合、流産や胎児の水腫などのリスクが高まりますので、妊婦は特に注意が必要です。

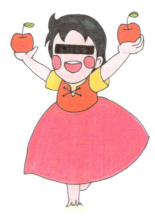

赤いほっぺはパルボウイルスのせい？

N ヒトT細胞白血病ウイルス
HIVに似て非なるウイルス

Human T-lymphotropic virus 1（HTLV-1）（レトロウイルス科）
RNAウイルス

西日本に多い

ヒトT細胞白血病ウイルスは、わが国では西日本、特に九州に感染者が多いことが知られています。海外ではカリブ海沿岸やアフリカなど熱帯や亜熱帯に感染者が多いウイルスです。このウイルスはレトロウイルス科に属し、Tリンパ球（T細胞）に感染するなど**ヒト免疫不全ウイルス**（**HIV-1**、p.90参照）に似ていますが、異なる点が多いウイルスです（**表3.10**）。

表3.10　HTLV-1とHIV-1の比較

	HTLV-1	HIV-1
感染拡大	細胞間接触	粒子および細胞間接触
感染細胞	CD4 or CD8陽性Tリンパ球	CD4陽性Tリンパ球
感染ルート	母乳、性行為	血液、胎盤・母乳、性行為

成人T細胞白血病の原因

このウイルスは、がんウイルス（オンコウイルス）の仲間でTリンパ球に感染することで**成人T細胞白血病**（**ATL**）を引き起こします。ウイルス自体の増殖はあまり速くなく、感染は細胞を激しく壊すことなく、細胞から細胞へと接触することで広がります。ウイルスが細胞を長い年月をかけて"渡り歩く"間は不顕性感染を続け、後に白血病化・リンパ腫化するイメージです。なお、生涯発症率は感染者全体の2.5〜5％といわれ、発症すると致死率が高いことが知られています。

経母乳感染を阻止する

HTLV-1は、このようにHIV-1と異なり、血液中にウイルス粒子が広がりません。主に細胞間での感染伝播をするので、ウイルスに感染した細胞が生きた状態で体内に入らなければ感染しません。重大な問題になるの

は、**性行為感染**や**母子感染**、特に母乳による感染（**経母乳感染**）です。そのため、このウイルスをキャリアとなっている母親から生まれた乳児は、人工授乳にすることで乳児への感染をほぼ阻止することができます。

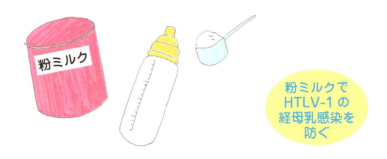

粉ミルクでHTLV-1の経母乳感染を防ぐ

❿ ヒト免疫不全ウイルス(HIV-1) 不治の病からの脱却

Human immunodeficiency virus 1（レトロウイルス科）
RNAウイルス

エイズの原因

HIV（**図3.12**）よりも、**エイズウイルス**、という呼び名のほうに馴染みがある人が多いかもしれません。このウイルスは発見された当初、その名の通り、ヒトに感染して免疫不全を起こし、結果として死に至らしめる（**後天性免疫不全症候群、AIDS**）、という恐ろしいウイルスでした。しかし、現在では、早期に

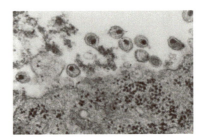

図3.12 HIVの電顕像
（A. Harrison, P. Feorino, E.L. Palmer博士ら提供、CDCウェブサイトより）

感染を発見して適切な抗ウイルス療法に取り組むことで、エイズを発症せずに社会生活を送ることが可能になりました。これは科学の進歩と共に、HIVの生物学・病理学的な解析が進み、それを基に新薬が開発されたからです。ただ残念なことに新しい薬が開発されると必ず耐性ウイルスが出現してきて、それを倒すためにまた新薬が必要、と終わりの見えないイタチごっこが続いているのも事実です。

レセプターは CD4 抗原

　HIV には 1 型と 2 型があります。私たちがエイズウイルスとして認識しているのは 1 型で、HIV-1 と記されることも多いです（本書では HIV と略します）。このウイルスは遺伝子として RNA を持ち、粒子はエンベロープを被っています（**図3.12**）。HIV はヒトの**T リンパ球**や**マクロファージ**に感染します。その際にはエンベロープ上の 2 種類の糖タンパク質（**Gp120** と **Gp41**）が働きます（**表3.11**）。

　HIV は、ウイルスの Gp120 がリンパ球上の **CD4 抗原**をレセプターと認識して**コレセプター**（**CXCR4** もしくは **CCR5**）の補助を得て接着します。その後、むき出しになった Gp41 が細胞膜と融合して、細胞内への侵入が始まります（**図3.13**）。

表3.11　HIV 粒子のもつ機能性タンパク質

タンパク質（糖タンパク質）	機能
Gp120	細胞への接着
Gp41	細胞への融合
P66/51	逆転写酵素
P32	インテグラーゼ
P10	プロテアーゼ

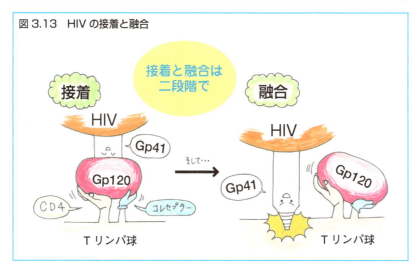

図3.13　HIV の接着と融合

ウイルスは持ち込み酵素を活用する

細胞内に侵入したウイルスは、RNAと共に**逆転写酵素、インテグラーゼ、プロテアーゼ**などの酵素類と修飾因子を放出します（**脱殻**、p.58 3.1 ウイルスとは参照）。ウイルスのRNAは逆転写酵素によりDNAに逆転写されます。その後、複数のステップを経て、増殖し子孫ウイルスを産生します（**図3.14**）。その際に宿主のリンパ球を破壊してしまうので、免疫が不全に陥るわけです。

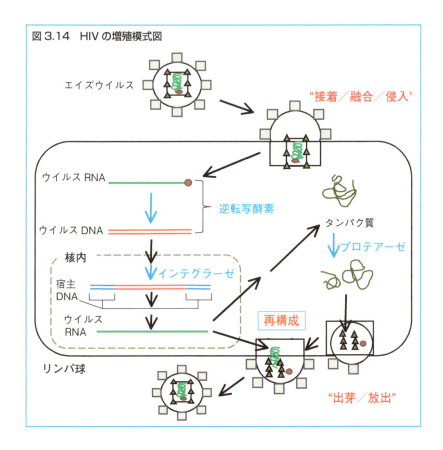

図3.14 HIVの増殖模式図

HIVは潜む

HIV感染が他のウイルス感染と違って非常に厄介なのは、インテグラーゼを利用して、ウイルスのDNAを宿主細胞の遺伝子（DNA）に組み込

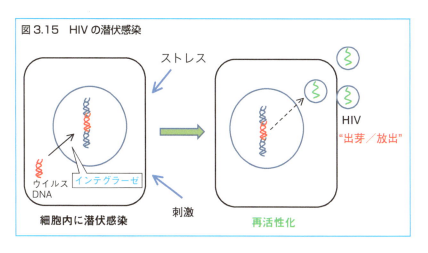

図 3.15 HIV の潜伏感染

んでしまうことです（**潜伏感染**）。これにより感染したリンパ球が破壊されずに増殖、分裂するときに、一緒にウイルスの遺伝子も複製されてしまいます。そして、何か刺激やストレスが加わると再活性化し、ウイルスの産生が始まります（**図 3.15**）。このように、一度このウイルスに感染した人は、一生涯このウイルスを排除できないことになります。抗 HIV 療法の鍵は、感染患者が発症せずにいかにして生活の質を保たせてあげるか、にかかっています。

変わりつつある化学療法

抗 HIV 化学療法の元祖は、1987 年に開発された**逆転写酵素阻害剤のジドブジン（AZT）**です（p.142 6.2 抗ウイルス薬参照）。その後、複数の核酸誘導体・非核酸誘導体型の逆転写酵素阻害剤や**プロテアーゼ阻害剤**が開発され、1997 年には多剤併用療法が確立されました。そして現在では、1 日 1 回 1 錠のレジメンも開発されて、患者の負担を低減しつつ治療効果を上げています。抗 HIV 化学療法は、免疫状態の指標である **CD4 陽性細胞数**と、感染進行の指標である **HIV RNA 量**を考慮して開始されます。さらに合併症と妊娠の有無も重要な判断の材料になります。

先進国では日本だけ増加傾向

わが国における、新規 HIV 感染者数の増加傾向は、若干おさまりつつ

あります。しかし、先進国の中では、唯一、感染患者が増えているのも事実です。抗ウイルス療法の進歩により、感染抑制が定着したことや啓蒙活動が活発になった一方で、感染者の低年齢化も進んでいます。その感染形態は、同性間・異性間性的接触が大半を占めています。予防と治療のさらなる有機的な結びつきがHIV感染対策に求められています。

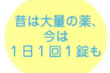

昔は大量の薬、今は1日1回1錠も

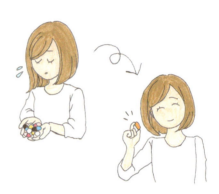

P ヘルペスウイルス　水疱から腫瘍まで

Human herpesvirus（ヘルペスウイルス科）
DNAウイルス

(1) ヘルペスウイルスとは

8種類のウイルス

　ヘルペスという単語からは、"口の周りにプツプツができて、かゆくて痛くて嫌なヤツ"が思い浮かぶのではないでしょうか？　このウイルスは、自然界に広く存在しますが、**ヒトヘルペス**（本書では単にヘルペスと称します）には3種類の**亜科**が存在し、8種類のウイルス（**HHV-1 〜 -8**）がそれぞれ特徴的な疾患を引き起こします（**表3.12**）。ヒトには感染しませんが、各種産業に影響を及ぼすヘルペスウイルスがいます。コイヘルペスは錦鯉に感染して、愛好家を困らせています。また、ウマヘルペスは感染すると流産を引き起こすので、競走馬（特に種牡馬）が罹ると育成農場などに大きな損失をもたらします。

表3.12　ヘルペスウイルスと主な疾患

亜科	HHV	ウイルス名（慣用名）	主な疾患
αヘルペス	-1	単純ヘルペスウイルス1型	口唇ヘルペス
	-2	単純ヘルペスウイルス2型	性器ヘルペス
	-3	水痘帯状疱疹ウイルス	帯状疱疹
γヘルペス	-4	EBウイルス	伝染性単核症
βヘルペス	-5	サイトメガロウイルス	網膜炎
	-6	ヒトヘルペスウイルス6	突発性発疹
	-7	ヒトヘルペスウイルス7	突発性発疹
γヘルペス	-8	ヒトヘルペスウイルス8	カポジ肉腫

回帰発症

　ヘルペスウイルスは、線状の二本鎖DNAを遺伝子として持ちます。このDNAをカプシドタンパク質が包み、外皮はスパイクを持つエンベロープ糖タンパク質が覆っています。ヘルペスウイルスの共通の特徴として、

潜伏感染することがあげられます。すなわち、初めてこのウイルスに感染した場合、治癒後にウイルスの遺伝子が細胞（特に神経節）に残り、ストレスなどの刺激により再び活性化され発症（**回帰発症**といいます）するのです。

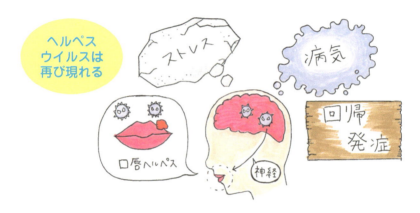

(2) それぞれのウイルスの特徴

単純ヘルペスウイルス 1 型および 2 型　Herpes simplex virus 1 (HSV-1), (HSV-2)

①両者とも STD

表 3.12 にあるように、**口唇ヘルペス**（図 3.16）は主に **HSV-1** によるものが多いのですが、近年、**HSV-2** も増えてきています。**性器ヘルペス**も同様で、両疾患ともに **STD** として、この 2 種類のウイルスが原因と考えられています。両ウイルスともに表皮に痛みを伴った水疱を作り、その中に多くの感染性ウイルスを含みます。

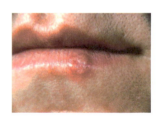

図 3.16　口唇ヘルペス
（Herrmann 博士提供、CDC ウェブサイトより）

②リン酸化

これらのウイルスに対して、ウイルスの複製を阻害する抗ウイルス薬が開発されています（表 3.13）。特に、**アシクロビル**は、感染細胞内でウイルスの**チミジンキナーゼ**で一リン酸化されて初めて活性型になります。そ

表 3.13 代表的な抗ヘルペスウイルス薬

抗ウイルス薬	作用機序
ビダラビン	ウイルスの DNA ポリメラーゼを阻害
アシクロビル	
バラシクロビル	

して、感染細胞内でさらに**三リン酸化**されて、ウイルスの **DNA ポリメラーゼ**を阻害します。アシクロビルは、ウイルス感染細胞に選択的に作用する薬であり、この薬の開発研究に携わった研究者に、1988 年ノーベル医学生理学賞が授与されています。

水痘帯状疱疹ウイルス　Varicella-zoster virus（VZV）

別項（p.77 G. 水痘帯状疱疹ウイルス）を参照のこと。

Epstein-Barr ウイルス　Epstein-Barr virus（EB ウイルス）

伝染性単核症

Epstein-Barr ウイルス（EB ウイルス）は、**B リンパ球**に感染します。ほとんどの人が幼児期に感染し、症状が出ない**不顕性感染**になります。まれに思春期に唾液を介して感染して、発熱や咽頭痛を示す**伝染性単核症**を発症します（キス病ともいわれます）。多くの場合、軽症で済みますが、人によっては肝臓、脾臓あるいはリンパ節の腫脹を伴うことがあります。そして、免疫状態が悪い場合、まれにリンパ腫になります。このウイルスが原因でアフリカ赤道直下などに頻発するリンパ腫として、**バーキットリンパ腫**があります。

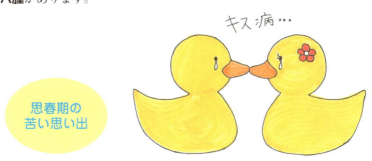

思春期の苦い思い出

サイトメガロウイルス　　Human cytomegalovirus（HCMV）
代表的な日和見感染症

　ヒトサイトメガロウイルス（**HCMV**）は、唾液や尿などに見出すことができます。そして、多くの場合、母親の産道や母乳から不顕性感染をし、さまざまな臓器に潜伏します。通常は、体内に抗体ができるので疾患として現れないのですが、抗体を持たない妊婦が初感染した場合、胎盤を通じて胎児が感染（**垂直感染**）して、中枢神経が侵されて重い後遺症が出てしまいます（p.133 5.6 母子感染の対策参照）。また、このウイルスは、代表的な**日和見感染症**の原因ウイルスとして知られています。HIV 感染や臓器移植のための免疫抑制剤を投与された患者では、**網膜炎**や**間質性肺炎**などを引き起こします。この様な場合、**ガンシクロビル**などの抗ウイルス化学療法が必要になります（p.142 6.2 抗ウイルス薬参照）。

ヒトヘルペスウイルス６および７　　HHV-6, HHV-7

　２歳未満の乳幼児が感染して、**突発性発疹**を発症します（**表 3.12**）。

ヒトヘルペスウイルス８　　HHV-8

　男性同性愛者や両性愛者のエイズ患者に、**カポジ肉腫**を形成します（**表 3.12**）。精液にウイルスが検出されることから、STD の一種ともいわれます。

ショートコラム　　　　　　　　　　　　　　　　　　　**ちょい足し知識 ❾**

　ヘルペス治療薬のアシクロビル。開発者はノーベル賞を受賞しました。この薬はウイルス独自の酵素でリン酸化されて初めて効果を発揮するのですが、実はこの薬のおかげでウイルスのリン酸化のメカニズムがわかったのです。

Q ポリオウイルスとエンテロウイルス　子供が標的

Poliovirus, Enterovirus（ピコルナウイルス科）
RNA ウイルス

身近なエンテロウイルス属

ポリオウイルスは、経口感染して咽頭や消化管から体の組織に侵入して、脊髄の細胞を破壊して、四肢に麻痺を生じます（**急性灰白髄炎、ポリオ**）。そして消化管から排泄されるため**便口感染**をします。

このウイルスと似たような感染経路を取るウイルスに**コクサッキーウイルス**や**エンテロウイルス**があり、まとめて**エンテロウイルス属**と分類されます（表3.14）。いずれも子供が罹患することが多く、小児領域でよく目にする疾患を起こします。なお、これらのウイルスは、小形でRNAを遺伝子としてもちます。この小さい（ピコ）とRNA（ルナ）の特徴を合わせて、ピコルナウイルス科という科名ができました。

表3.14　エンテロウイルス属の代表的な疾患

ウイルス	疾患名	特徴
ポリオウイルス	急性灰白髄炎	四肢の麻痺
コクサッキーA群	ヘルパンギーナ	口腔、咽頭に水泡
コクサッキーA群、エンテロウイルス	手足口病	手、足の皮膚、口腔内に水泡
コクサッキーB群	新生児心筋炎	新生児に致死的な心筋炎を起こす

不活化ワクチンへ

わが国では、1歳になる前にワクチンを予防接種することが義務付けられています。長年、ポリオウイルスのワクチンには、**弱毒生ウイルス**（セービン株）が使用され、経口により投与されていました。そのため、便よりウイルスが排出されるので、おむつ交換時に母親が感染して発熱したりすることがありました。現在は、**不活化ワクチン**が開発され、**DPTワクチン**とともに4種混合で接種されています（p.124 5.3 予防接種参照）。

国際協力が重要

　ユニセフ募金などで、世界の子供にワクチンを贈る活動を目にしたことがあると思います。私たちは、ポリオワクチンの接種が義務付けられていますが、アフリカなど発展途上国では、ワクチンの打てない多くの子供たちがこのウイルスで命を落としています。ポリオワクチンの世界的な普及が、このウイルス撲滅に非常に重要です。

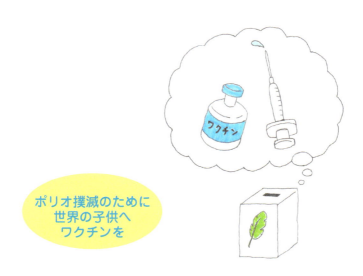

ポリオ撲滅のために
世界の子供へ
ワクチンを

R 麻しんと風しんウイルス　はしかと三日はしか

RNA ウイルス

(1) 麻しんと風しんの比較

混合ワクチンとして

2012年から2013年にかけて、若者を中心に**風しん**が大流行しました。風しんは以前は"三日はしか"と呼ばれ、単に**麻しん（はしか）**の軽いもの、と思っている人もいるかもしれません。実はこれらの病気は、まったく異なるウイルスが原因です（**表 3.15**）。

ただし、予防接種に関しては一緒に扱われ、**麻しん風しん混合ワクチン（MR ワクチン）**の定期 2 回接種*が導入されています。さらに「風しんに関する特定感染症予防指針」も制定され、国を挙げてこの感染症の撲滅に乗り出しています。

*第一期：満1～2歳未満、第二期：就学前一年

表 3.15　麻しんと風しんウイルスの比較

ウイルス	分類	遺伝子**
麻しん（Measles）	パラミクソウイルス科	マイナス鎖 RNA
風しん（Rubella）	トガウイルス科	プラス鎖 RNA

**ウイルスの RNA が、感染細胞内でそのまま mRNA としてタンパク合成に利用できるものを"プラス鎖 RNA"といいます。一方、"マイナス鎖 RNA"は感染細胞内で一度転写を受けてから、mRNA として働きます。

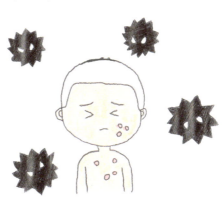

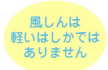

風しんは軽いはしかではありません

(2) 麻しんウイルス　Measles virus

強い感染力

　麻しんウイルスは、"はしか"の原因ウイルスで、**飛沫感染**でうつります。感染力が強く、2週間程度の潜伏期を経て、発熱や咳などの症状を示します。口腔粘膜に白色の斑点（**コプリック斑**）を作るのも、このウイルス感染の特徴です。そして解熱後に全身に発疹を伴った発熱をします。多くの場合に未就学児が感染し、治癒後は再感染しません。近年、衛生環境の向上から、大学生で初感染する例が見られ、集団感染が報告されています。

亜急性硬化性全脳炎（SSPE）

　麻しんウイルスの変異株が中枢神経に潜伏感染し、**亜急性硬化性全脳炎（SSPE）を発症する**ことがあります。感染の頻度は非常に低いのですが、子供の知能低下や運動障害などに繋がることがあります。また、致死率が高いので小児科領域では重大な疾患と捉えられています。

ショートコラム　　　　　　　　　　　　　　　　ちょい足し知識 10
　WHOは日本がはしか排除を達成と認定。徹底した予防接種の啓蒙活動が功を奏しました。しかし海外からの感染流入のリスクは減らないので、引き続きワクチン接種が大事です。

(3) 風しんウイルス　Rubella virus

ワクチンで予防可能

　風しんウイルスはエンベロープをもち、プラス鎖のRNAを遺伝子としたウイルスです。自然宿主はヒトに限定されています。一般に、乳幼児において**飛沫感染**により上気道から侵入して発疹、発熱、そしてリンパ節腫脹を引き起こします。しかし、多くの場合は3日程度で回復します。**弱毒生ワクチン**が開発されており、予防接種で対応が可能な感染症に位置付けられています（p.124 5.3 予防接種参照）。このように、風しんは比較的軽い感染症に思われがちですが、妊娠初期の女性が感染すると大きなリスクを背負うことになります。

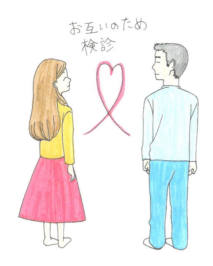

先天性風しん症候群を避けよう

これから"お母さんになろう"、と考えている女性にとって、風しんは危険な感染症です。このウイルスは**経胎盤感染**することで、生まれてくる子供に難聴や白内障、心臓疾患など、重い障害が残る**先天性風疹症候群**を引き起こすことがあるのです。妊娠してから風しんウイルスの感染がわかっても、ワクチンによる対応はできません。お母さんになる前に、本人はもちろん、パートナーや家族を含めて**風しん抗体**の有無をチェックすることがとても大事です。

ショートコラム　　　　　　　　　　　　　　　　　　　　　　**ちょい足し知識 ⑪**

リオデジャネイロオリンピックで有名になったジカ熱。原因のジカウイルスはフラビウイルス科に属し、蚊が媒介して感染者が発熱する特徴など、デングウイルス（p.80 参照）に似ています。ジカ熱の流行地域における調査研究から、妊婦での母子感染が小頭症のリスクを高めることがわかりました。また、性行為でも感染します。国内で感染した例はなく、日本人の感染経験者はいずれもアフリカや中南米での感染です。感染流行地域には妊婦さんは行かないこと、そして蚊に刺されないことが一番有効な対策です。

S ライノ、RS、ムンプスウイルス　風邪の原因はどれ？

RNA ウイルス

(1) 風邪症状を引き起こすウイルスの仲間

似ている臨床症状

　鼻がぐずぐず、のどはイガイガ、咳コンコンと風邪の症状はさまざまです。これらの原因はほぼすべてウイルスなのですが、かなりベテランの医者でも、症状だけから原因ウイルスをピタリとあてることは困難です。多くの場合は、**ライノウイルス**や**アデノウイルス**によります。ここでは、これらの風邪症状を引き起こすウイルスをまとめて紹介します（**表3.16**）。なお、アデノウイルスについては別項目に記しました（p.61 A.アデノウイルス参照）。

表3.16　風邪症状を起こすウイルスの比較

ウイルス	分類	主な症状
ライノウイルス（Rhinovirus）	ライノウイルス科	鼻風邪
RSウイルス（Respiratory Syncytial virus）	パラミクソウイルス科	下気道炎
ムンプスウイルス（Mumps virus）	パラミクソウイルス科	流行性耳下腺炎（おたふくかぜ）
アデノウイルス（Adenovirus）	アデノウイルス科	風邪

(2) ライノウイルス　Rhinovirus

低温下で増加

　"鼻かぜ"の原因で最も多いウイルスです。**飛沫感染**や**接触感染**でうつり、**上気道炎**を起こします。このウイルスには、100以上の血清型が存在しており、同一地区で何種類もの型のウイルスが存在することも知られています。そのため、一年に複数回も"鼻かぜ"にかかることがあります。このウイルスは33℃と比較的低温下でよく増えるため、外気に接して、かつ

体温が低くなる環境下で発症が進む、と考えられています。なお、抗ウイルス薬や予防接種での対応はできません。

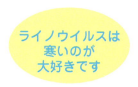
ライノウイルスは寒いのが大好きです

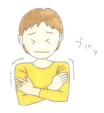

(3) RS ウイルス　Respiratory Syncytial virus

2歳までに感染

　和名は、**呼吸器性合胞体ウイルス**といいます。感染した細胞同士が融合して、合胞体を作るために付いた名称です。このウイルスは2歳までにほぼ100％のヒトが感染し、多くの場合は上気道炎から軽い下気道炎で終息します。しかし、未熟児や先天的に心肺機能に不具合がある子供では、重篤化して肺炎を起こし亡くなる場合があります。そのため、**NICU**（新生児集中治療室）での感染対策は非常に重要になります。

　なお、このウイルスに対するワクチンはいまだ開発されておらず、重症化を抑制するため、小児に対して抗RSウイルス抗体製剤が投与されることがあります。

高齢者での報告

　このウイルスに再感染することはあまりない、と考えられていましたが、最近、高齢者での感染報告が増えています。また、迅速診断キットが開発され、流行株の存在などもわかり始め、これから多くの知見が蓄積されると思われています。

(4) ムンプスウイルス　Mumps virus

おたふくかぜ

　このウイルスは、**流行性耳下腺炎**、いわゆる"おたふくかぜ"の原因ウイルスです。気道分泌液中に多く存在し、**飛沫感染**でうつります。感染すると2週間から20日間程度の潜伏期を経て、発症します。症状としては発熱を伴って、耳下腺や顎下腺が腫れるため、昔から"おたふく"の名前が使われています。

不妊の危険性

　このウイルスは腺組織以外に、神経組織にも感染して広がります。そのため思春期以降に感染すると、睾丸炎や卵巣炎を起こすことがあり、場合によっては"不妊"に繋がることもあります。ワクチンによる対応が可能なウイルスなので、予防接種を受けることが重要です（p.124 5.3 予防接種参照）。

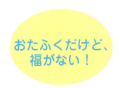
おたふくだけど、福がない！

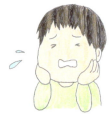

T ロタウイルス　　子供の下痢はこれ

Rotavirus（レオウイルス科）
RNA ウイルス

乳幼児下痢症の原因

　ロタウイルスは、**便口感染**して**感染性胃腸炎**を起こします。特に、小児に感染性の下痢を起こす病原体です。発展途上国では、このウイルスによる**乳幼児下痢症**の発症頻度は高く、非常に致死率が高いことが知られています。一方、わが国では、2歳児未満の子供が冬場に感染することが多く、2～3日間の潜伏期間を経て発症します。症例は、突然の嘔吐に始まり、水様性の白い下痢をした後に発熱します。治療薬はないので、水分とミネラルの補給をして脱水症状を避けることが大切です。

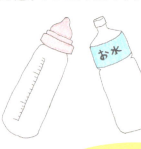

ロタによる下痢、とにかく水分とミネラル補給だ！

体内への吸収性を考えて、スポーツドリンクなどをうすめて飲むのもいい

第3章 確認問題 PART2

正しい文章には○を、間違っている文章には×を付けよ。
（間違っている箇所を、訂正してみよう！）

問題

1. ☐ ノロウイルスは、感染力の弱いウイルスである。
2. ☐ 消毒用アルコールは、ノロウイルスには効果がある。
3. ☐ ノロウイルスによる食中毒は、報告される患者数が多い。
4. ☐ パピローマウイルスは、DNAウイルスである。
5. ☐ パピローマウイルスは、STDには関係しない。
6. ☐ パルボウイルスB19は、ライム病の原因ウイルスである。
7. ☐ HTLV-1の感染者は、東北地方に多い。
8. ☐ HTLV-1は、母乳を介して感染することがある。
9. ☐ わが国の新規HIV感染者数は、先進国の中でも少ないほうである。
10. ☐ HIVは、粒子中に逆転写酵素をもつ。
11. ☐ HIVは、Tリンパ球のみに感染する。
12. ☐ 性器ヘルペスは、HSV-1感染でのみみられる疾患である。
13. ☐ EBウイルスは、成人T細胞白血病を起こす。
14. ☐ サイトメガロウイルスは、日和見感染を起こす。
15. ☐ ポリオウイルスは、手足口病の原因ウイルスである。
16. ☐ ポリオウイルスのワクチンは、4種混合ワクチンとして接種される。
17. ☐ 麻しんは学童期の予防接種により、終生感染防御ができる。
18. ☐ 妊娠中に風しんに感染する恐れがあった場合、ワクチンを接種することができる。
19. ☐ ライノウイルスは、鼻風邪の原因ウイルスである。

20. ☐ RSウイルスは、ワクチンで感染防御が可能である。

21. ☐ ロタウイルスは、小児の突発性発疹の原因ウイルスである。

解 答

1. × （非常に強い）
2. × （効果がない）
3. ○
4. ○
5. × （子宮頸がんや尖圭コンジローマなど）
6. × （りんご病（伝染性紅斑）の原因ウイルス）
7. × （西日本。特に九州地方に多い）
8. ○
9. × （多いほうである）
10. ○
11. × （マクロファージにも感染）
12. × （HSV-1&-2）
13. × （伝染性単核症。成人T細胞白血病はHTLV-1）
14. ○
15. × （急性灰白髄炎。手足口病はコクサッキーウイルスなど）
16. ○
17. × （成人での報告あり）
18. × （妊娠前に接種）
19. ○
20. × （ワクチンはない）
21. × （乳幼児下痢症。突発性発疹はHHV-6など）

第4章

真菌と原虫って何？

　"真菌感染症をいくつか挙げなさい"、この問いかけは、難しく感じるかもしれません。しかし真菌は、実は非常に身近な微生物であり、多くの人が共生（感染）しているものがいます。たとえば水虫です。

　一方で、原虫は"虫"という文字から肉眼で観察できると勘違いされるかもしれませんが、細菌と同じくらい小さな単細胞の生物です。代表例としてマラリアがあり、厄介な感染症の原因になることがあります。

　本章では、数ある真菌と原虫の中から、医療や保健衛生に関わりが大きいものを選んで解説します。

4.1 真菌とは

菌糸型と酵母型

　真菌は"菌"という文字が入っていますが、原核細胞の細菌とはまったく異なる生物です。私たちの身体の細胞と同じ**真核細胞**からなります（p.2）。ただ、私たちの身体の細胞には細胞壁がありませんが、真菌には細胞壁があります。細胞壁は細菌にもありますが、その組成は細菌とは異なります。

　真菌は、一般には"カビの仲間"、といったほうがわかりやすいかもしれません。真菌は、**菌糸型**あるいは**酵母型**の二形態をとることが知られています。中には、両方の形態をとるものもいます。菌糸型は、胞子から発芽をして、菌糸を伸ばしながら増殖していきます。まさに、カビが増えるさまを指します。一方、後者は、単細胞から出芽をして、同時に核分裂を起こして増殖します。パンや酒の酵母が代表例です。

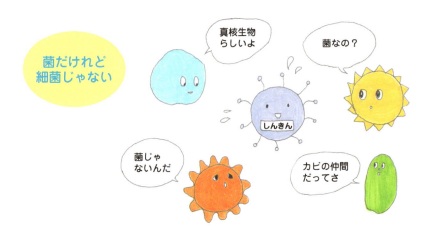

日和見感染症

　代表的な真菌とその感染症を4.2節に示します。真菌は細菌とは異なる点が多いため、抗菌剤がまったく効きません。これらの真菌は自然界に幅広く存在していて、私たちの身体に常在しているものも多いです。そのため、真菌感染症の多くは**日和見感染症**という位置づけになります。

4.2 真菌の種類と特徴

A　カンジダ・アルビカンス　深在性と表在性

Candida albicans

　カンジダ・アルビカンス（**図4.1**）は、口腔、腸管、皮膚そして膣などに常在して、通常は病気を起こしませんが、免疫状態が低下すると**カンジダ症**として表れます。

　カンジダ症には病巣が体表にとどまる表在性のものと、皮下組織や内臓や中枢神経などに感染する深在性のものがあります。**表在性真菌症**としては**皮膚カンジダ**や**膣カンジダ**が知られています。**深在性真菌症**としては、気管支炎や肺炎を起こすことがあり、末期がんの患者では死因となることも多いです。なお、ヒト−ヒトでの感染は稀です。

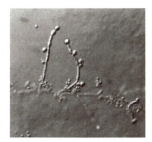

図4.1　カンジダ・アルビカンス
（奈良女子大学・岩口伸一博士提供、日本細菌学会　細菌学教育用映像素材集第四版より、二次使用不可）

B アスペルギルス・フミガーツス　空中に浮遊

Aspergillus fumigatus

アスペルギルス・フミガーツスは、自然界に非常に多く存在する真菌です。疾患としては、肺や気管支の機能が低下する**肺アスペルギルス症（アスペルギルス肺炎）**が知られています。感染症以外にも、**アレルゲン**（アレルギーの原因物質）としてアレルギー性疾患を引き起こします。特に、密閉された湿気の多いあたたかな住環境は菌の増殖に都合がよく、カーペットや寝具、さらに加湿器などを介して私たちが高頻度で曝露されてしまいます。風通しをよくして、湿気がこもらないような住環境を維持することが大事です。

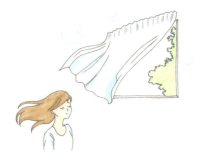

風通しを良くして、アスペルギルスとさようなら

C クリプトコッカス・ネオフォルマンス　鳩の糞に注意

Cryptococcus neoformans

クリプトコッカス・ネオフォルマンスは、自然界に多く存在します。そして、私たちが曝される危険としては、鳩の糞が挙げられます。すなわち、乾燥した糞を吸入することで、**空気感染**する恐れがあります。対象となる臓器は肺ですが多くは**不顕性感染**で、**髄膜炎**になって初めて発覚することが多いようです。この菌は**莢膜**をもち、肺胞マクロファージなどに寄生することが知られています。

D 皮膚糸状菌（トリコフィトン属）みずむしの原因

Trichophyton rubrum

皮膚糸状菌は、別名、**白癬菌**で"みずむし"や"いんきんたむし"の原因菌です。この菌は、ケラチンタンパク質を好み、皮膚、毛髪そして爪などがある組織に感染します。通常は表皮に感染するだけで症状も軽いのですが、角質を超えて真皮に感染すると、**表在性真菌症**として治療が必要になります。現在、この白癬に対する優れた抗真菌薬が複数開発され、内服薬、外用薬で治療が可能です（p.148 6.3 抗真菌薬参照）。外用薬は、菌の増殖を抑制した状態で表皮が代謝されることで薬効が得られるわけですが、この表皮の代謝に1か月程度かかるため、持続して使用することが重要です。

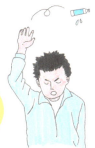

白癬菌対策は途中で投げ出さない！

---

column 役に立つ微生物
微生物スーパースター列伝 8

ビール酵母～麦汁の中の浮き沈み

私たちが口にするビールのほとんどは、麦汁タンクの下のほうで頑張って発酵したものです（下面発酵）。ところが発酵の初期の過程では、麦汁中の糖質のおかげで、酵母同士がくっつかずに空気に触れやすい、比較的上部に浮いて発酵をする性質があります（上面発酵）。その後、発酵が進み糖質が減ると、酵母表面の糖鎖同士が結合して、沈んでくるそうです。上面発酵の代表、英国のペールエールは、比較的短い期間で仕上げたビールなので、淡白な味わいがあります。

---

column 役に立つ微生物
微生物スーパースター列伝 9

麹（こうじ）菌～酵母のよきパートナー

日本酒のことを海外ではライスワイン（コメのワイン）と呼ぶことがあります。しかし、微生物学的見地からは、これに異議を唱えなければなりません。ワインはブドウの糖分を、真菌である酵母がアルコール発酵してできるお酒です。一方、日本酒はお米のデンプンを麹菌（これも真菌！ 別名キクキン、コウジカビ）が糖質に分解して、それを利用して酵母がアルコール発酵をするという二段構えです（並行複合発酵）。麹菌と酵母の二種類の微生物がそれぞれ良い仕事をして、初めて素晴らしいお酒ができるのです。古来より麹菌は蔵に付く、といわれていて、その酒蔵ごとに独自の麹菌が活躍していました。

4.3 原虫とは

単細胞の寄生虫

原虫は、原生動物ともいわれ、単細胞で生育する真核生物です。本来、微生物ではありませんが、宿主に寄生して生きるものもいて、それらは寄生虫に分類されます。生活サイクルの中で異なった形態をとるものも複数います。

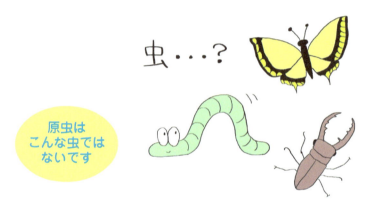

原虫はこんな虫ではないです

4.4 原虫の種類と特徴

A 赤痢アメーバ　栄養型と嚢子型

Entamoeba histolytica

赤痢アメーバは、大腸に寄生して、イチゴゼリー状の粘血便を伴った赤痢様の激しい下痢を起こします。活動的な**栄養型**（アメーバ型）と休眠的な**嚢子型**の二形態をとります。感染は主に後者を経口から摂取してしまうことで起きることが多いです。

B マラリア原虫　　赤血球で増殖

Plasmodium

マラリア原虫は、熱帯・亜熱帯に生息して、**ハマダラカ**を介して感染をします。感染後はまず肝臓で増え、その後に赤血球内で一気に増殖し、赤血球を破壊していきます。種類によっては発熱だけでなく、脳症状やショック症状を起こして死に致ることがあります。蚊に刺されないことが最大の予防になるため、日本の蚊帳が活躍している地域があります。

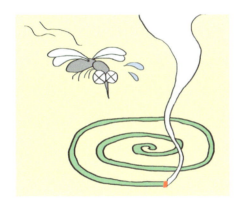

マラリア対策は、まずは蚊から

C トキソプラズマ　　ネコが媒介

Toxoplasma gondii

トキソプラズマは、ネコが自然宿主であり、広く鳥類や哺乳類にも感染する人獣共通感染症です。感染経路としては、糞便による経口感染や"ひっかき"による経皮感染があります。また獣肉（イノシシなど）を食することでも感染する恐れがあるので、獣肉を食べる際は、加熱調理を十分行うことが大事です。トキソプラズマの感染は、**不顕性感染**が多いことが知られています。しかし、妊婦が初感染すると**先天性トキソプラズマ症**になることがあり、流産や、生まれてきた子供に中枢の障害が残るリスクが高くなるので、注意が必要です。

D 膣トリコモナス　STDの一種

Trichomonas vaginalis

膣トリコモナスは、トリコモナスによる感染症で、女性では尿道や膣に感染して、尿道炎や膣炎を起こします。性交により感染する**STD**に位置付けられています。男性では尿道や膀胱に感染しますが、症状はほとんど自覚されません。

E クリプトスポリジウム　塩素消毒に耐える

Cryptosporidium parvum

クリプトスポリジウムは、人や動物の小腸で増殖し、食品や飲料水から感染して水様性の下痢を起こすことがあります。クリプトスポリジウムは、腸管内で**トロフォゾイド**という形態をとり、無性生殖を繰り返して増殖をしますが、一部は有性生殖による増殖もします。有性生殖をすると**オーシスト**という形態をとり、成熟すると**スポロゾイド**（種虫）を作り感染性を持つようになります（**図4.1**）。このオーシストは塩素消毒に耐えるため、腸管内から糞便とともに排出されて上水道域が汚染されると、大量の感染者を出してしまいます。なお、オーシストは煮沸消毒で不活化できます。

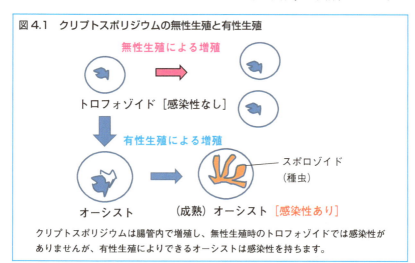

図4.1　クリプトスポリジウムの無性生殖と有性生殖

クリプトスポリジウムは腸管内で増殖し、無性生殖時のトロフォゾイドでは感染性がありませんが、有性生殖によりできるオーシストは感染性を持ちます。

第4章 確認問題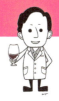

正しい文章には○を、間違っている文章には×を付けよ。
（間違っている箇所を、訂正してみよう！）

問題

1. ☐ 真菌と細菌では、細胞壁の組成が異なる。
2. ☐ 真菌には、芽胞を作るものがある。
3. ☐ カンジダ症は、日和見感染症ではない。
4. ☐ アスペルギルスは、乾燥した環境を好む。
5. ☐ クリプトコッカスは、猫の糞便中に多く存在している。
6. ☐ 水虫の治療は、薬剤を短期間（5日間程度）使用することが有効である。
7. ☐ 原虫は、多細胞生物である。
8. ☐ 赤痢アメーバは、二形態をとる。
9. ☐ マラリア原虫は、赤血球内で増殖する。
10. ☐ マラリアは、飛沫感染をする。
11. ☐ トキソプラズマは、鳥の糞から感染する。
12. ☐ 膣トリコモナス感染症は、STDの1つである。
13. ☐ クリプトスポリジウムは、水道水からは感染しない。

解答
1. ○
2. ×（胞子を作るものがある）
3. ×（代表的な日和見感染症である）
4. ×（多湿を好む）
5. ×（鳩の糞）
6. ×（長期間使用）
7. ×（単細胞生物）
8. ○
9. ○
10. ×（蚊が媒介）
11. ×（ネコ）
12. ○
13. ×（塩素耐性があるので、水道水からも感染する）

もやしもん〜大きな功績

　もやしもん達は、漫画に登場するキャラクター化された微生物です。（たしか）主人公には彼らが見え、会話もわかるので研究室（？）などでのユニークなストーリーが展開していったはずです。このあやふやな説明、実は本書を書くにあたって、"もやしもん"に引っ張られて、無意識の贋作になるのを恐れてまったく読んでいないからです。この漫画のおかげで、確実に微生物好きが増えたと思います。作者の石川雅之さんは、微生物のことをかなり勉強されたのでしょう。凄すぎて尊敬します。

第5章

微生物から身を守る
～感染防御～

　微生物から身を守るには、微生物のいないところで生活するのが一番。残念ながらこれは不可能です。私たちの身の回りには無数の微生物が存在しており、いかにして病原性のある微生物に感染しないかの防御策を取らなければなりません。そして、それには個人で行う防御と集団で行う防御があります。

　本章では、個人で実施可能な防御策として、"消毒"を始め"食中毒対策"や最近注目されている"口腔内ケア"を解説します。そして、集団での防御策として、"院内感染対策"や"予防接種"、"母子感染対策"などを解説します。

5.1 院内感染対策

医療機関の取り組み

院内感染症とは、医療機関において、もともとの疾患とは別に新たに罹患する感染症のことを指します。院内感染症は、患者同士の間の感染だけでなく、お見舞い客や医療スタッフから患者へ感染して拡がっていくことも知られています。そのため、院内感染対策は多くの医療機関において、積極的に取り組まれています（**表5.1**）。

表5.1　院内感染対策の主だった取り組み

- 医療スタッフの啓蒙活動（対策教育）
- 清潔な環境の維持（適切な汚物処理を含む）
- 適切な消毒の実践（手指や器具の滅菌など）
- 適正な医薬品（抗菌薬など）の使用
- 適切な予防具（マスク、手袋など）の使用
- 予防接種の実践（肝炎対策など）
- 情報の共有（発生、流行情報など）

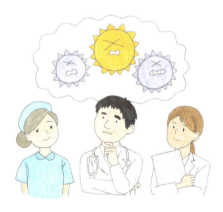

院内感染対策はチームの和が大切

5.2 消毒と滅菌

A 言葉の使い分け

病原体かどうか

前項でも触れましたが、適切な**消毒**の実践は、医療において重要です。また、**滅菌**という言葉も同様に医療の現場で頻繁に使われています。この2つの言葉は混同されがちですが、それぞれ定義が異なります。

- **消毒**：病原微生物を死滅、または除去させて感染の危険をなくすこと。
- **滅菌**：病原性・非病原性を問わず、すべての微生物を死滅、または殺滅すること。

医療の現場において、目的に応じた適切な手法を選択しないと、重大なトラブルに見舞われる危険性があります。

B 物理的な手法

病原性の有無は関係ないので滅菌

物理的な手法（**表 5.2**）は、微生物の病原性の有無とは関係なく行われるので、消毒とは言わずに滅菌法となります。

表 5.2 物理的な滅菌法

手法	条件など	対象（代表例）
高圧蒸気滅菌	120℃、2気圧、20分	汚物やその汚染物
乾熱滅菌	180℃、30分	ガラス器具
放射線滅菌	γ 線照射	注射筒
煮熱滅菌	100℃、15～30分	手術器具
ろ過滅菌	0.2ミクロンフィルター使用	溶液

表5.2の他に紫外線（灯）を利用した滅菌法もあります。これは食品や空間の滅菌を目的としていますが、対象物の照射される表面にしか効果がなく、浸透性もないために"殺菌灯"という補助的な意味合いで使用されることが多くなっています。

C 化学的な手法

生体用？　器具用？

化学的な手法、特に消毒薬の選択においては、対象の微生物の種類だけではなく、生体に（手指に）使用できるかどうか、という点も重要な要因になります（**表 5.3**）。

表 5.3　代表的な消毒薬

消毒薬	手指	医療用具	備考
ポビドンヨード	○	×	うがい薬にも利用
消毒用アルコール	○	○	ノロウイルス×、芽胞×
塩化ベンザルコニウム	○	×	ウイルス×
次亜塩素酸ナトリウム	×	○	芽胞○
グルタラール	×	○	芽胞○

便利なアルコール

消毒用アルコール（70％エタノール） は、手軽で安価のために汎用されています。これは、ほとんどの微生物に効果がある優れものですが、**ノロウイルス**や**B型肝炎ウイルス**など、効果がないものも一部あります。また、**芽胞**を作る菌にも効果がありません。**塩化ベンザルコニウム**は**逆性石鹸**であり、刺激性もなく手指の消毒に利用されます。しかし、通常の石鹸での手洗いの後に利用すると、効果を打ち消しあってしまうこ

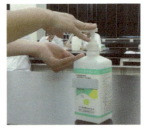

図 5.1　手指消毒薬

とがあるのが欠点です。また、ウイルスへの効果も期待できません。しかし、塩化ベンザルコニウムにエタノールがミックスされた"速乾性擦式手指消毒薬"が最近よく利用されています。手押しポンプに入って、病院や病室の入口に置いてあるのを、よく目にすると思います（**図 5.1**）。よく擦り込み乾かすことで効果を発揮します。

ほ乳瓶にも利用できる

　次亜塩素酸ナトリウムは、ほぼすべての微生物に効果があります（p.84 3.2 K ノロウイルス参照）。皮膚に直接用いることはできず、また金属腐食性があるのが欠点ですが、塩素が蒸発した残存物が塩（NaCl）であるために、食器などへの使用が可能です。身近なところでは、ほ乳瓶の消毒用として市販され、多くの家庭で利用されています。

特殊なガスの利用

　化学的な滅菌法としては、**ガス滅菌法**があります。**エチレンオキシド**は、ガスの成分が残存しないのでプラスチック容器の滅菌に使用されます。**ホルマリンガス**は、感染実験室など特殊な部屋や空調フィルターなどの滅菌に利用されています。このガスには強い毒性があるので、部屋を燻蒸滅菌する際に、近くで状況を観察することができません。そのため、**芽胞**入りのテープを部屋の隅に貼っておき、後に培養して菌が死滅しているか効果を確認します。

5.3 予防接種

病原微生物から身を守るにあたって、予防接種の重要性を否定する人はいないと思います。予防接種の主役、**ワクチン**の歴史は古く、18世紀の**ジェンナーの種痘**まで遡ります。彼は、牛痘を接種することで、天然痘から身を守ることができることを見出しました。これが時を経て、天然痘の撲滅に繋がりました。そして時代と共に、新たなワクチンの開発や改良が進み、新しい感染症が見出されると、必ずそのワクチンの開発に向けた議論がされるようになりました。時代が変わっても、ワクチンが"**身体の免疫系に病原体をあらかじめ学習させておく**"という原理に基づくことは不変です。

A 予防接種の位置づけ

法制度

現在わが国の予防接種は三大別され、予防接種健康被害救済制度（**予防接種法**）で保護される**定期接種**および**臨時接種**と、それ以外の**任意接種**（ただし、医薬品副作用被害救済制度が適用）があります（**図 5.2**）。さらに定期接種には、集団予防の観点で流行や蔓延を抑えるためのA類と、個人の発症抑制や重症化予防を目的としたB類があります。

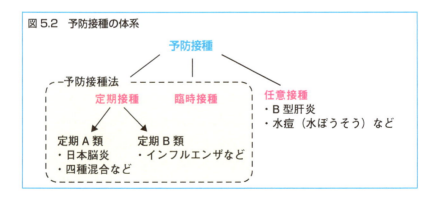

図 5.2 予防接種の体系

B ワクチンの種類

三大別

ワクチンは、その性状から**弱毒生ワクチン**、**不活化ワクチン**および**トキソイドワクチン**の3種に大きく分けられます*（**表5.4**）。弱毒生ワクチンは病原性こそ低いですが、感染性があるため、基本的に妊婦には接種できません。

> *新型コロナウイルス感染症（COVID-19）に対するワクチンとして、これまでとは異なった性状のワクチン開発も進んでいます。すでに国内ではmRNA型2種類とウイルスベクター型1種類のワクチンが使用されています（2021年9月時点）。

表5.4 ワクチンの種類

ワクチン	代表例	特徴
弱毒生ワクチン	風しん、麻しん、BCGなど	生きている細菌やウイルスの毒性を弱めたもの。病原体の構造は同じだが病原性は低い
不活化ワクチン	インフルエンザウイルス、ポリオ、日本脳炎、B型肝炎など	病原体を物理的・化学的に処理した成分など。感染力や毒性はない
トキソイドワクチン	破傷風、ジフテリア	毒素を不活化したもの

C 代表的なワクチン

（1） DPT-IPV（ジフテリア、百日咳、破傷風および不活化ポリオ四種混合）ワクチン［定期A類］

かねてより小児に対して行われてきた、**三種混合ワクチン**（p.30参照）に、不活化したポリオウイルスワクチン（2012年までは弱毒生ワクチンであった）が加えられたワクチンです（**四種混合ワクチン**）。生後3か月から12か月の間に3回接種し、さらに6か月おいて追加でもう1回接種します。

(2) 日本脳炎ワクチン［定期A類］

培養細胞から作製した新しいワクチンに切り替わりました。(p.81 表 3.7 参照)。

(3) 麻しん風しん混合ワクチン（MRワクチン）［定期A類］

弱毒生ワクチンです（p.101 参照）。

(4) 結核ワクチン（BCG）［定期A類］

ウシ型弱毒生ワクチンです（p.25 参照）。

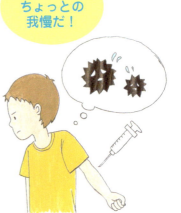

(5) 小児用肺炎球菌ワクチンとHib（ヒブ）ワクチン［定期A類］

生後2か月から5歳未満の小児に複数回接種します。これにより**髄膜炎**による死亡や後遺症の予防が期待されます（p.17 と p.52 参照）。

(6) 子宮頸がん予防ワクチン［定期A類］

ヒトパピローマウイルスに対するワクチンです。おもに中学1年生から高校1年生が対象になります（p.87 参照）。現在、積極的な勧奨は差し控えられています。

(7) インフルエンザワクチン［定期B類］

定期接種のB類のワクチンです。ただし、65歳以上あるいは60歳以上でハイリスクな人が該当します。一般の人は任意接種です（p.63 参照）。

(8) 肺炎球菌ワクチン（主に65歳以上）［定期B類］

不活化ワクチンです（p.52 参照）

(9) B型肝炎ワクチン［任意接種］

遺伝子組換え型の**HBs抗原**(表面抗原)が利用されています(p.70 参照)。任意接種のワクチンですが、医療従事者は院内感染対策の一環からも接種することが大切です。

(10) おたふくかぜ（流行性耳下腺炎）［任意接種］

ムンプスウイルスを弱毒化した生ワクチンです（p.105）。

5.4 口腔ケアの重要性

A 口腔ケアと歯周病

病は口から

　昔から"病は気から"という言葉があります。精神状態が良くないと病気になりやすい、免疫状態が悪くなるという解釈です。これについては、誰もが納得することだと思います。しかし最近注目されているのは、口腔内の環境が悪いとさまざまな病気につながる、すなわち病は口からという考え方です。特に高齢化社会を迎えて、その重要性は増してきています。

ショートコラム　　　　　　　　　　　　　　　　　　　　　ちょい足し知識 ⑫

　身近な病気である歯周病。実は、全世界で最も多い病気は歯周病である、とギネスブックに載っています。

歯周病は諸悪の根源？

　口腔内の環境悪化、というと最初に浮かぶのは、むし歯（う蝕）ではないでしょうか？　むし歯が進むとご飯がおいしく食べられなくなりますし、痛くてたまりません。歯を失ってしまうとなおさらです。当然、生活の質（QOL：クオリティオブライフ）が低下してしまいます。そして、むし歯以上に今注目されているのが、細菌感染によって起きる炎症性疾患である**歯周病**です。近年、歯周病がさまざまな病気の原因、あるいは悪化の要因であるという可能性が示され、精力的に研究が進んでいます。さらに歯周病は歯の維持、特に高齢者での歯の健康に深く関わっています。歯科の領域で提唱されている8020運動（80歳で20本

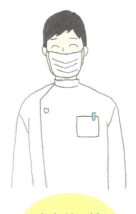

かかりつけ歯医者さんを持とう！

の自分の歯を維持しましょう）は、いうなれば歯周病対策、すなわち口腔ケアを進めましょう！という啓蒙活動なのです。

B 口腔ケアと誤嚥性肺炎

誤嚥性肺炎のリスクを低減

　高齢者になると嚥下の力が落ちてきて、気管に誤って食物の一部が入ってしまうことが多くなります。その際に、口腔内の連鎖球菌などの常在菌が、食べ物と共に一緒に呼吸器に入ってしまい、**誤嚥性肺炎**を起こすことがあります（p.50 2.2 T 連鎖球菌属参照）。この誤嚥性肺炎は、高齢者の死因の大きな割合を占めています。高齢になると唾液の分泌量が減り、口腔内で細菌が増えやすくなります。また、歯周病が進んで歯が少なくなる、あるいは咀嚼がうまくできなくなると、食べ物の残りカスが多くなり、細菌が増えやすい状態になります。このような背景がある中で、歯周病対策としての口腔ケアが、誤嚥性肺炎のリスクを大きく下げることがわかりました。これは、医療と介護の両面で非常に重要です。さらに進んで、現在では、口腔ケアが人工呼吸器装着時の肺炎予防にも繋がる可能性が示され、実証研究が進められています。

C 口腔ケアと糖尿病

　糖尿病に罹患している、あるいはその前段階の患者では、むし歯や重度の歯周病になっていることが多いことがわかってきました。これにはさまざまな要因がありますが、糖尿病は易感染状態になること、また唾液の量が少ないことが影響しているといわれています。さらには、もともと糖尿病のリスクを高めるような食事スタイルが、むし歯や歯周病になりやすくしていると考えられています。

　注目すべきは、口腔ケアを進めることで、糖尿病の軽減あるいは進行抑制が可能である、との報告があることです。もちろん、これには歯科学的

な処置だけでなく、食生活の改善指導も入っています。なお、科学的な機序は未だ解明されていませんが、口腔ケアによりヘモグロビンA1c（血糖値の指標）が低下したとの報告もあります。

D 改善が期待されるその他の疾患

科学的な証明には一層の研究が必要となりますが、口腔ケアでの改善が期待されている疾患が複数あります（**表5.5**）。

表5.5 口腔ケアで改善が期待される疾患の一部

改善が期待される疾患	根拠など
関節リウマチ	自己抗体を誘導する体内の酵素と、歯周病の一部の原因菌が産生する酵素が同じである
メタボリックシンドローム	食生活の改善とそれに伴った生活スタイルの見直しができる
動脈硬化	歯周病の原因菌が歯肉などから血流に入り血管内で定着する可能性がある
がん患者の合併症	がん患者での敗血症の原因菌として、口腔内常在菌の寄与が高い
潰瘍性大腸炎	特定のむし歯菌が口腔内の傷口から血流に入り、炎症を増悪化している可能性がある

ショートコラム　　　　　　　　　　　　　　　　　　　　**ちょい足し知識 ⓭**

口内環境が悪いとインフルエンザのリスクが上がる（!?）。口腔内の細菌が産生する酵素類の一部が、インフルエンザウイルスの感染効率を高める、との説があります。

5.5 食中毒への対策

A 食中毒とは

感染型と毒素型

食中毒とは、飲食物の摂取によって起こる中毒です。その原因は、細菌やウイルスなどの微生物の食品への混入によるものがほとんどです。他にも自然毒や化学物質などが原因になることもあります。特に微生物による食中毒の型は、**図5.3**のように大別できます。**毒素型食中毒**は、細菌が食品中で増殖し、その際に産生される毒素を摂取することで生じます。一方、**感染型食中毒**は、細菌に汚染した食品などを摂取し、それらが腸管内で増殖して発症するものです。これはさらに、腸管内で毒素を出すもの、または腸管上皮などに侵入するものに分類することができます。

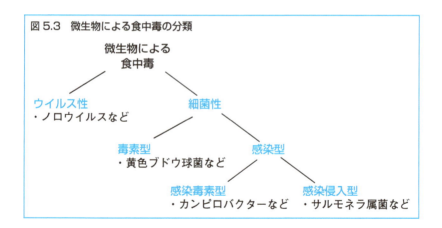

図5.3 微生物による食中毒の分類

B 食中毒の予防

人為的な問題

毒素型の食中毒の代表は、**黄色ブドウ球菌**によるものです。この菌は、

厄介なことに食品中で増殖し、耐熱性のエンテロトキシン（p.19 参照）を産生します。特に化膿性疾患のある人の手指から汚染する頻度が高い、ということが知られています。手指に傷のある人や化膿の自覚のある人は調理をしない、そして手洗いは当然のこととして、念のため手袋を着用して調理をするといったことが大切です。

食材の問題

ウイルスや細菌性食中毒のほとんどを占める感染型の食中毒は、加熱調理をすることで予防が可能です。加熱したが、よく火を通していない肉類では、**ウェルシュ菌**による食中毒も知られています。また、家畜などの腸管に生息している**カンピロバクター**、**大腸菌類**そして**サルモネラ属菌類**などは、包丁やまな板などを介しての食中毒が多いです。魚介類や肉類の調理に使用した後はよく洗い、アルコール消毒を行うと安全です。さらに、塩素系漂白剤（次亜塩素酸ナトリウム）を使用することで**ノロウイルス**の対策にもなります。

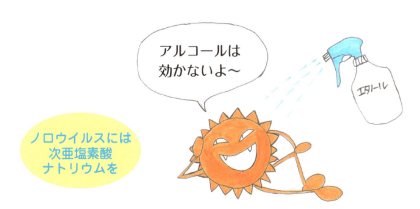

C 食中毒の対処

水分補給が第一

嘔吐や非常に激しい下痢といった食中毒症状が出た場合は、速やかに医療機関にかかることが大切です。食中毒の患者への対処として重要な事項

表 5.6　食中毒患者への対処法

- 水分補給を行う←脱水症状を起こさせない
- 下痢どめを用いない←病原微生物を早く体内から出す
- むやみに抗生物質を用いない←耐性菌を誘導させない
- 食材や便を低温保管する←原因微生物をのちに特定する
- 吐しゃ物など扱う際は手袋・マスクを着用←感染拡大の阻止

を表 5.6 に示しました。特に水分補給は、家庭でも容易にできることなので、第一に実行することが大切です。

5.6 母子感染の対策

事前の検査を

　母親から胎児、あるいは新生児に病原微生物が感染することを母子感染といいます。母子感染のルートは3大別（(1)**経胎盤感染**、(2)**経産道感染**、(3)**経母乳感染**）することができます。それぞれのルートのみで感染するものもあれば、**HIV**や**B/C型肝炎ウイルス**のように、すべてのルートで感染する病原微生物もあります。母子感染する病原微生物には、**STD**に該当するものも多くあり、母親になる前に然るべき検査や治療を受けることが非常に重要です。

A 経胎盤感染する微生物

　胎児が胎盤を介して血液から感染する、あるいは胎盤で増殖した微生物から感染する場合があります。**ヒトサイトメガロウイルス**は、抗体を持っていない妊婦が初感染すると、胎盤を通じて、胎児に**先天性巨細胞封入症**を起こすリスクが高くなります。この疾患は、中枢神経を侵すため、後遺症が残ってしまいます。

- ●**代表的な微生物**（参照ページ）：サイトメガロウイルス（p.98）、風しん（p.102）、パルボウイルス（p.88）、梅毒（p.41）、トキソプラズマ（p.115）

B 経産道感染する微生物

　産道内に感染している微生物が、出産の際に新生児に感染してしまう、あるいは母体の血液を介して感染してしまうことがあります。STDの原因微生物は特に感染リスクが高いので、パートナーも含めて事前の検査が重要になります。

- ●**代表的な微生物**（参照ページ）：淋菌（p.40）、クラミジア（p.22）、ヘ

ルペスウイルス（p.95）、サイトメガロウイルス（p.98）

C 経母乳感染する微生物

　母乳を介して、新生児が経口感染します。この場合、人工乳（粉ミルク）を用いることでリスクを回避できます。
　●**代表的な微生物**（参照ページ）：HTLV-1（p.89）

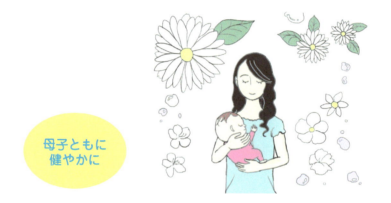

母子ともに健やかに

第 5 章 確認問題

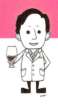

正しい文章には○を、間違っている文章には×を付けよ。
（間違っている箇所を、訂正してみよう！）

問題

1. ☐ 院内感染症対策は、患者間での感染拡大阻止を指す。
2. ☐ 消毒とは、すべての微生物を殺滅することである。
3. ☐ 高圧蒸気滅菌は、主に注射筒の滅菌に利用される。
4. ☐ 紫外線による殺菌は、対象物に浸透して効果を発揮する。
5. ☐ 塩化ベンザルコニウムは、医療用具の消毒には用いられない。
6. ☐ 次亜塩素酸ナトリウムは、手指消毒にも用いられる。
7. ☐ 予防接種の定期接種は、予防接種法で保護される。
8. ☐ インフルエンザウイルスのワクチンは、弱毒生ワクチンである。
9. ☐ 小児用肺炎球菌ワクチンと Hib ワクチンは、小児の髄膜炎のリスク低下が期待できる。
10. ☐ B 型肝炎ワクチンは、HBe 抗原が利用されている。
11. ☐ 口腔ケアで、誤嚥性肺炎のリスク低下が期待できる。
12. ☐ 口腔内環境の悪化と糖尿病のリスク上昇について、その関連性が議論されている。
13. ☐ 黄色ブドウ球菌は、感染型の食中毒を引き起こす。
14. ☐ 調理器具のアルコール消毒は、食中毒対策に効果がない。
15. ☐ 食中毒の対処として、早めに下痢止めを使用することが大事である。
16. ☐ サイトメガロウイルスは、経胎盤感染をする。

解 答

1. ×（医療従事者も含む）
2. ×（消毒ではなく滅菌）
3. ×（汚物などに利用される）
4. ×（浸透しない）
5. ○
6. ×（人体へは不可）
7. ○
8. ×（不活化ワクチン）
9. ○
10. ×（組換え HBs 抗原が利用されている）
11. ○
12. ○
13. ×（毒素型の代表菌である）
14. ×（ノロウイルスを除き一定の効果が期待できる）
15. ×（基本的に下痢はとめない。水分補給が優先）
16. ○

第6章

微生物と闘う

～抗菌薬・抗ウイルス薬・抗真菌薬～

　微生物に対する薬、あるいは感染症の薬というと、まずは抗生物質という言葉が浮かぶのではないでしょうか？　確かにフレミングがアオカビから発見したペニシリンの登場により、感染症への治療成績は飛躍的に上がりました。そして現在、多くの医療現場で抗生物質が使用されています。そのため、一般の人たちの中には、抗生物質はウイルスにも効く、あるいは水虫にも効く、と勘違いされている方も結構いると言われています。

　本章では、抗菌薬（抗生物質）、抗ウイルス薬と抗真菌薬について、それぞれの薬が"なぜ効くか"を代表的な薬を用いて解説します。

6.1 抗菌薬

作用のしくみ　〜相違点が標的

　抗菌薬のポイントは、私たちの身体（細胞：真核細胞）は傷つけずに、細菌（原核細胞）を倒すことにあります。すなわち、真核細胞とは異なった原核細胞独自の機構を標的として狙うことです（**図6.1**）。

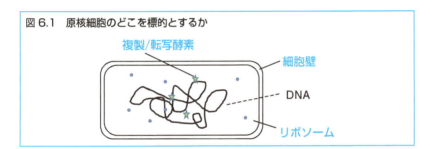

図6.1　原核細胞のどこを標的とするか

A 細胞壁を標的とした薬

ペニシリンから発展

　ペニシリンG（**図6.2**）に代表される**βラクタム系抗生物質**の標的は、私たちの細胞にはない細胞壁です。

　これらの薬剤は、細菌が持つ**ペプチドグリカン**を合成する酵素（**トランスペプチダーゼ**）に不可逆的に結合して、細胞壁の合成を阻害します（**図**

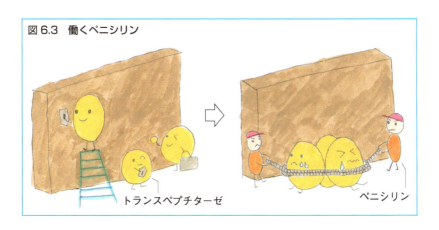

図 6.3 働くペニシリン

表 6.1 代表的なβラクタム系抗生物質

系統	代表薬	適用
ペニシリン系	アモキシシリン	経口可。ヘリコバクターピロリ菌に使用
セフェム系	セフジトレンピボキシル	経口可。小児の咽頭炎など幅広く使用
カルバペネム系	イミペネム	感染性心内膜炎

6.3)。基本骨格（βラクタム）は同じで、複数の系統・多くの種類の抗菌薬が開発されています（**表 6.1**）。なお、βラクタム系抗生物質はアレルギーを引き起こすことがあるので、服用する際には注意が必要です。

切れ味の良いバンコマイシン

バンコマイシン（**図 6.4**）は、ペプチドグリカンの材料に結合して、細胞壁の合成を阻害します。この薬は **MRSA**（メチシリン耐性黄色ブドウ球菌）に効果があり、かつ非常に切れ味が良く効くという長所があります。ただし、高用量では副作用が知られているため、細菌に効果があり副作用が出ない血液中の濃度（安全域）を維持するモニタリングが重要です。

図 6.4　バンコマイシンの構造式

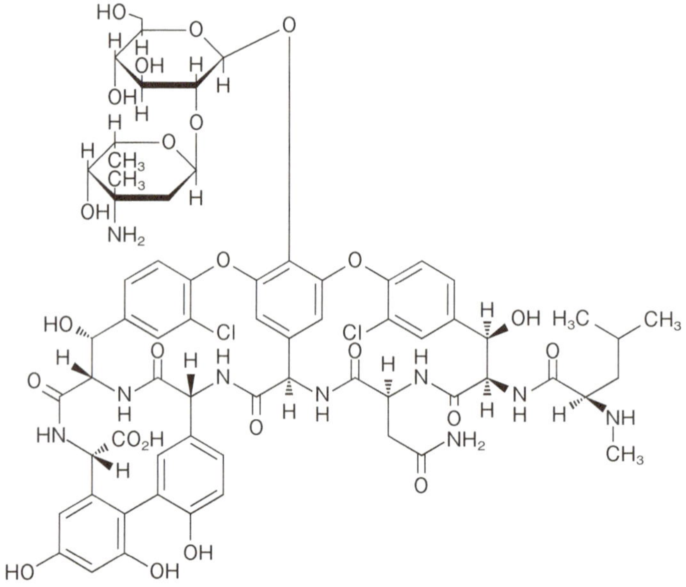

ショートコラム　　　　　　　　　　　　　　　ちょい足し知識 ⑭

　若者に人気のドラマ中で、ペニシリンがアオカビから獲られたことが取り上げられました。早速、一部の中・高校生は青色のかびを採ってきてさまざまな実験にトライしたようです。科学に興味を持つのは嬉しい話ですが、青色のかび＝アオカビではありません。カビ毒を出すものもあり、注意が必要です。

B　タンパク質合成阻害薬

70Sリボソームを狙い撃ち

　細菌のタンパク質合成の場は、**70Sリボソーム**であり、私たちのそれ（**80Sリボソーム**）と異なります。タンパク質を合成する際には複数のステップがあり、それぞれを標的としてさまざまな抗菌薬が開発されています（**表6.2**）。

表 6.2 タンパク質合成を標的とした抗菌薬

系統	代表薬	適用
アミノ配糖体系	ストレプトマイシン カナマイシン	結核など 安全域が狭い
マクロライド系	アジスロマイシン エリスロマイシン クラリスロマイシン	マイコプラズマ等呼吸器感染症などに幅広く使用
テトラサイクリン系	ミノサイクリン ドキシサイクリン	リケッチア、クラミジア
クロラムフェニコール	クロラムフェニコール	敗血症

汎用されるマクロライド

マクロライド系抗生物質は組織移行性が良く、副作用も少ないので呼吸器感染症などに幅広く使用されます。特に**アジスロマイシン**（図 6.5）は、1日1回、3日間服用するだけで1週間効果が持続するため、患者の負担が少なく汎用されています。

図 6.5 アジスロマイシンの構造式

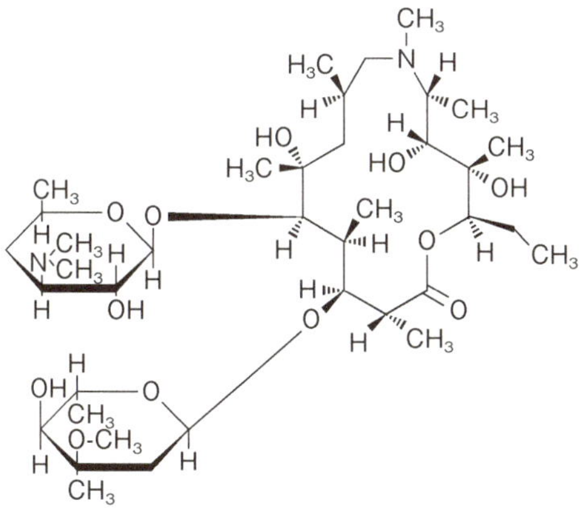

C 遺伝子の複製および転写酵素の阻害

ニューキノロン系抗菌薬（図6.6）は細菌の遺伝子の複製に関わる酵素である **DNAジャイレース**を阻害します。この薬は抗生物質ではなく、合成抗菌薬の範疇に入ります。ニューキノロンは経口投与が可能で、組織移行性も良く**抗菌スペクトル***が広いので汎用されています。さらに細胞内寄生性がある**レジオネラ菌**や**クラミジア**などにも効果があります。

> *さまざまな細菌への作用の広がりを示す用語。光のプリズムによる広がり、スペクトラムから名前がつけられました。

抗結核薬である**リファンピシン**は、結核菌の転写に関わる酵素 **RNAポリメラーゼ**を阻害します。ただし、一般の細菌には用いません（p.26参照）。

図6.6 スパルフロキサシン（ニューキノロン）の構造式

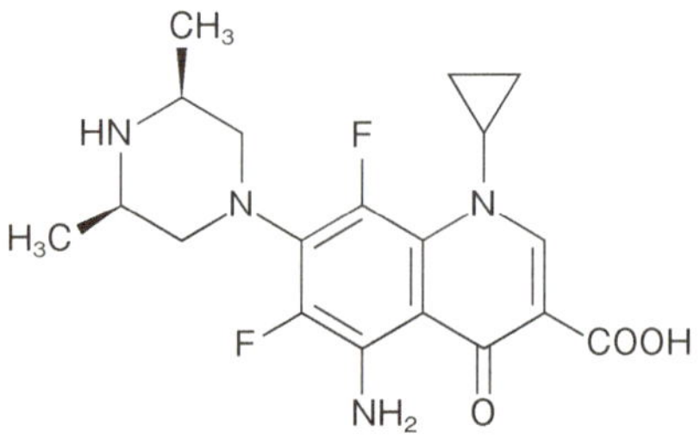

6.2 抗ウイルス薬

作用のしくみ ～選択的作用が難しい

抗菌薬と比較して、臨床で用いられている抗ウイルス薬の種類は圧倒的に少ないのが現状です。これはウイルスが細胞内に寄生して、細胞側の機構を利用しながら増殖するため、ウイルスの増殖を抑えようとなると、細胞側の機能に影響してしまうことが多いためです。また、ウイルス感染症に罹患していることがわかった時には、すでにウイルス量がピークを迎え

ており、ウイルスの増殖を抑制しても症状の緩和に反映しにくいこともあります。臨床で使用されている抗ウイルス薬のメカニズムは、(1)**遺伝子の複製・逆転写阻害**、(2)**プロテアーゼ阻害**および(3)**ウイルス固有の機構阻害**、の3つに大別することができます。

気がついた時にはウイルス量はピーク

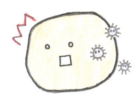
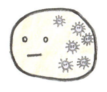

A 遺伝子の複製および逆転写酵素の阻害

基質である核酸のアナログ

ヘルペスウイルスの **DNA ポリメラーゼ阻害剤**である**アシクロビル**や **HIV** の**逆転写酵素阻害剤ジドブジン**など、ほとんどの遺伝子複製・逆転写酵素阻害剤は、基質である核酸のアナログ(類似体)です(**図 6.7**)。いずれもウイルスの感染細胞内で**リン酸化**を受けて、競合的に標的の酵素を阻害します(**図 6.8**)。

逆転写酵素阻害剤の中には、**エファビレンツ**や**ネビラピン**のような非核酸型の薬剤もあります(**表 6.3**)。これらの化合物は酵素の触媒部位では

図 6.7 アシクロビルとジドブジンの構造式

アシクロビル　　　ジドブジン

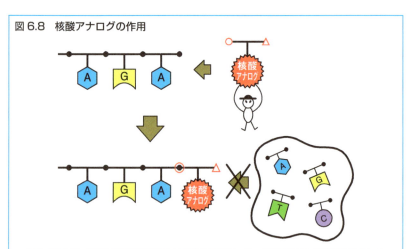

図 6.8 核酸アナログの作用

アシクロビル 3 リン酸など核酸アナログ（類似体）は、基質である 4 種類のヌクレオチドと競合し、DNA へのヌクレオチドの取り込みを阻害します。また、核酸アナログが DNA へ取り込まれると、その後のヌクレオチドの取り込みによる DNA 鎖の伸長ができなくなります。

表 6.3 代表的な抗ウイルス薬 遺伝子の複製・転写酵素の阻害剤

薬剤	機序	対象
アシクロビル ファムシクロビル	DNA ポリメラーゼ阻害剤	単純ヘルペス、水痘帯状疱疹ウイルス
ガンシクロビル	DNA ポリメラーゼ阻害剤	サイトメガロウイルス
ホスカルネット	DNA ポリメラーゼ阻害剤（ピロリン酸誘導体）	サイトメガロウイルス
ジドブジン ジダノシン アバカビル テノホビル	核酸型逆転写酵素阻害剤	HIV
エファビレンツ ネビラピン	非核酸型逆転写酵素阻害剤	HIV
ソホスブビル	NS5B RNA ポリメラーゼ阻害剤	HCV（ジェノタイプ 1 および 2）*
ファビピラビル	RNA ポリメラーゼ阻害剤	インフルエンザウイルス等

*併用する薬剤で対象が異なる

ない箇所に結合して、構造を変化させて効果を発揮しています。

> **ショートコラム**　　　　　　　　　　　　　　　　　　　　**ちょい足し知識 ⑮**
>
> 薬の命名には、名前からどの領域の薬かわかるように、なるべく統一性がもたされています。ウイルスの薬であれば、"〜ビル"です。これは、Virusの"vir"に由来しています。

B プロテアーゼ阻害剤

基質ペプチドから発展

プロテアーゼ阻害剤は、抗HIV薬として複数開発されて使用されています。もともとウイルスのプロテアーゼ（タンパク質分解酵素）に対する基質であるペプチドを模して開発された化合物のため、バイオアベイラビリティ（生体内での効率）が悪いという欠点を有していました。また、脂質代謝異常の副作用も知られています。代表的な薬剤に、**ネルフィナビル**（**図6.9**）、**リトナビル**、**アタザナビル**、**ダルナビル**があります。なお、最近開発されたダルナビルは、これらの欠点をかなり克服しています。

図6.9　ネルフィナビル（プロテアーゼ阻害剤）の構造式

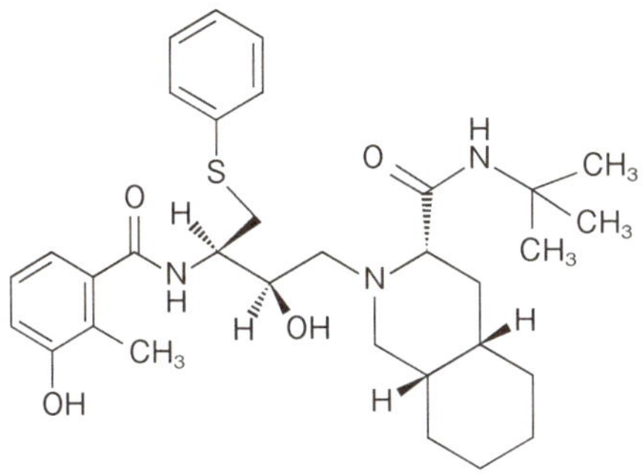

期待の新薬登場

C型肝炎ウイルス（HCV）の複製には、セリンプロテアーゼである**NS3プロテアーゼ**の働きが必須です。この酵素の構造が決定された後に

世界中の研究者や企業が阻害剤の開発を競い、現在、NS3プロテアーゼ阻害剤が複数開発されました。わが国に多いインターフェロンの感受性が低いウイルス（1b型）でも効果があるため、**RNAポリメラーゼ阻害剤**とともに、臨床の場に新たな治療の幅が広がりました。

C その他の作用の薬剤　〜ウイルスごとに異なる標的

①ノイラミニダーゼ阻害剤（図6.10）

　インフルエンザウイルスの固有の酵素である**ノイラミニダーゼ**を阻害する薬剤です（p.66参照）。インフルエンザへの抗ウイルス薬については、症状が出る頃にはウイルスの体内での複製のピークは越えていることから、当初はその効果が懐疑的でした。しかし、ノイラミニダーゼ阻害薬の登場で、重症化の低減や発熱期間の短縮など、患者のQOLの向上に寄与することがわかりました。薬としては吸入型、静注型そして経口型の**オセルタミビル**など複数開発されています（図6.11）。また**ラニナミビル**のように1回吸入するだけで治療が済む薬も知られています。

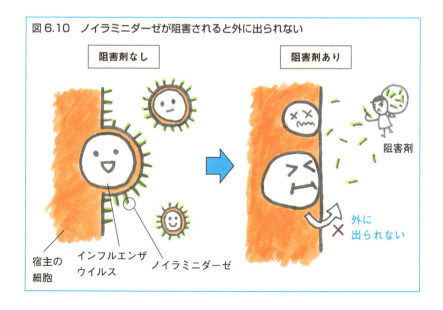

図6.10　ノイラミニダーゼが阻害されると外に出られない

図 6.11　オセルタミビルの構造式

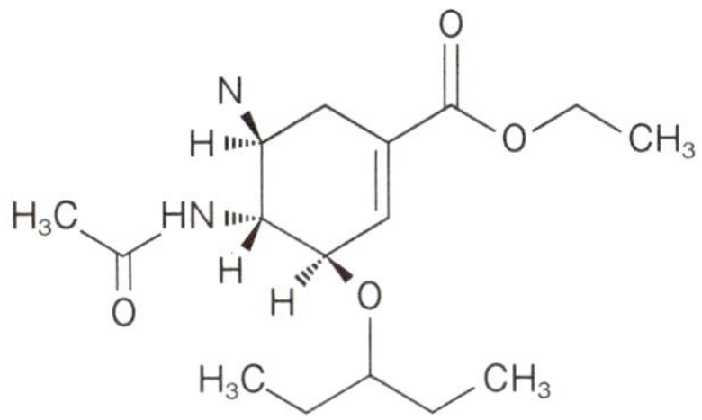

②インテグラーゼ阻害剤

本薬剤は、HIV が遺伝情報を宿主の遺伝子に組み込ませる酵素である**インテグラーゼ**を阻害します。**ラルテグラビル**が最初に開発されて、他の抗 HIV 薬と併用されるようになり、優れた治療効果をあげています。また、**エルビテグラビル**は合剤として、1 日 1 回 1 錠レジメンに利用されています (p.93 参照)。

③受容体阻害剤

HIV がマクロファージなどに感染侵入する際に、細胞側の**コレセプター**として **CCR5** 分子を利用することがわかっています。この受容体阻害剤として、**マラビロク**が使用されています。HIV は薬剤耐性になりやすい特徴をもっているため、逆転写酵素阻害剤やプロテアーゼ阻害剤などに多剤耐性のウイルスに対しては、マラビロクのようにまったく異なる機序の薬剤が臨床上必要になります。

6.3 抗真菌薬

作用のしくみ　〜特異的な細胞壁と細胞膜

　真菌は、私たちと同じ真核生物です。そのため、細菌のように生物学的な相違点が見出されにくいため、身近な真菌症である白癬（水虫）の効果的な治療薬が開発されるのに時間がかかりました。私たちの細胞との大きな相違点としては、細胞壁をもつことと細胞膜の主成分としての**脂質**が異なる点です。特に後者については複数のメカニズムで薬剤が開発されています。

A 細胞膜成分を標的とした薬剤

　私たちの細胞膜の脂質の主成分は、コレステロールです。それに対して、真菌はコレステロールを持たず、**エルゴステロール**が細胞膜の主成分です。この物質を標的として3種類の異なったメカニズムの薬剤が開発されています（**図6.12**）。

　エルゴステロールはスクアレンを材料に複数のステップで合成されます。そのステップ中の2か所の酵素を阻害する薬剤が**アリルアミン系**と**アゾール系薬剤**です（**図6.13**）。これらの薬剤はエルゴステロール合成を阻害して抗真菌作用を示します。

　一方、ポリエンマクロライド系薬剤である**アムホテリシンB**はエルゴステロールに結合して、膜機能を阻害します（**表6.4**）。

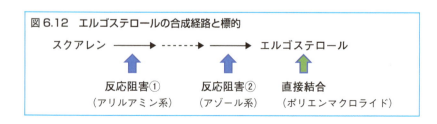

図6.12　エルゴステロールの合成経路と標的

図6.13 テルビナフィン（アリルアミン系）とミコナゾール（アゾール系）の構造式

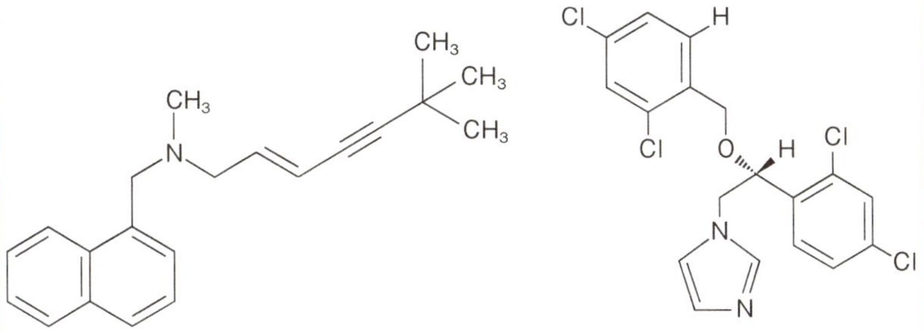

テルビナフィン　　　　　ミコナゾール

表6.4　エルゴステロールを標的とした抗真菌薬

作用機序	系統	代表的な薬剤
エルゴステロール合成反応阻害	アリルアミン系	テルビナフィン
	アゾール系	ミコナゾール
エルゴステロールへ直接結合	ポリエンマクロライド	アムホテリシンB

B その他の作用の薬剤

フルシトシン（5-FC） は真菌細胞内で5-フルオロウラシル（5-FU）に変換されて、その効果を発揮します（**表6.5**）。また、**ミカファンギン**は細胞壁の主成分である **β1,3-グルカン** の合成を阻害します。

表6.5　その他の抗真菌薬

作用機序	系統	代表的な薬剤
DNA合成阻害と異常RNA生成	フルオロピリミジン	フルシトシン（5-FC）
細胞壁合成酵素阻害	キャンディン	ミカファンギン
紡錘糸移動阻害	グリサン	グリセオフルビン

6.4 薬剤耐性菌と耐性ウイルス

　抗菌薬も抗ウイルス薬も連続して使用することで、必ず耐性菌・耐性ウイルスが出現します。そしてこれらを倒すために新しい薬が開発され、また耐性菌たちが生まれる、このイタチごっこは脈々と続いています。耐性菌や耐性ウイルスが出現するのを避けて、短期間で徹底的にやっつける！この考え方で結核菌や HIV の化学療法は実践されていますが、完全に抑え込むことはできないのが現状です。

A 薬剤耐性菌

耐性は他の菌へと移る

　抗菌薬に対する耐性をもつようになるメカニズムとしては、①標的の酵素を変化させる、②薬剤を効かないように攻撃する、③薬剤が入ってこないようにする、が知られています（**図 6.14**，**表 6.6**）。いずれの細菌も遺伝子 DNA に変異が入ったり、耐性の情報を持った**プラスミド**を持ったりしています。厄介なのは、この耐性の情報は、プラスミドやファージ（細菌に感染するウイルス）を通じて、いまだ耐性をもっていない細菌に移っ

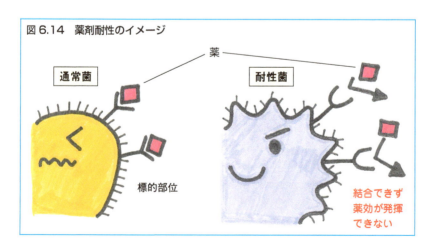

図 6.14　薬剤耐性のイメージ

表6.6 代表的な抗菌薬の耐性機序

分類	作用機序	代表的な抗菌薬
①標的の変化	23S rRNA のジメチル化	マクロライド系
	DNA ジャイレースの薬剤結合部位の変化	ニューキノロン系
	PBP2′（低結合型トランスペプチダーゼ）産生	βラクタム系
	ペプチドグリカンのアミノ酸変化	グリコペプチド系
②薬の不活化	βラクタマーゼ産生	βラクタム系
	エリスロマイシンエステラーゼ産生	マクロライド系
	産生アセチル化、リン酸化酵素産生	アミノ配糖体系
③薬の侵入阻止	薬剤排出ポンプ亢進	アミノ配糖体系
	ポーリン孔の減少	―

たり、感染したりして広まる点にあります。

①標的酵素の変化

リボソームの構造の部分変化（マクロライド耐性）やDNAジャイレースの薬剤結合部位変化（ニューキノロン耐性）が代表的です（p.142）。また、**MRSA** では、薬剤が結合できないような細胞壁合成に関わる酵素PBP2′（低結合型）を作っていることが知られています。

②抗菌薬の不活性化

βラクタマーゼに代表されます。βラクタム系抗生物質のラクタム環を分解して無力化します。臨床ではβラクタマーゼの阻害剤が抗菌薬と併用されることがあります。

③薬剤の侵入阻止

ポーリン孔（グラム陰性菌の外膜の穴）の数の減少や、薬剤の汲み出しポンプの機能向上など（アミノ配糖体系耐性）が知られています。

B 多剤耐性菌

医療上、非常に問題になっているのが、**多剤耐性緑膿菌（MDRP）**の

表 6.7　MDRP での耐性

耐性抗菌薬	作用機序
カルバペネム系	ポーリン孔の減少、メタロβラクタマーゼ産生
アミノグリコシド系	アセチル化酵素産生
ニューキノロン系	DNA ジャイレースの薬剤結合部位変化、薬剤排出ポンプ亢進

出現です。この菌は、**表 6.7** にあげる抗菌薬のすべてに耐性をもっています。院内感染として蔓延することのないように、各医療機関で取り組みを行っています。

C 薬剤耐性ウイルス

ピンポイントで入る変異

　抗ウイルス薬に対する耐性のメカニズムは、抗菌薬に比べて比較的シンプルです。ほとんどの場合は、標的の酵素の遺伝子に変異が入り、薬剤が標的に結合できないようになり、本来の作用（阻害）が発揮できません。ヘルペスウイルスやサイトメガロウイルスに対する核酸誘導体の抗ウイルス薬（アシクロビルなど）では、少々耐性の機序が異なります。これらの薬剤は、感染細胞内でウイルス由来の酵素でリン酸化を受けて初めて作用を発揮します（p.143 参照）。そのため、これらに耐性をもつウイルスは、**チミジンキナーゼ**などのリン酸化酵素を欠損しているか、あるいはリン酸化酵素に変異が入っている場合が多いです。

ショートコラム　　　　　　　　　　　　　　　　ちょい足し知識 16

　抗ウイルス薬に曝されると必ず薬剤耐性ウイルスが生まれます。新薬のメカニズム（標的）を証明する際には、その薬を用いて実験的に耐性ウイルスを作ります。そのウイルスの遺伝子の変異を調べて、本当に標的に作用していたかを証明するのです。

第6章 確認問題

正しい文章には○を、間違っている文章には×を付けよ。
(間違っている箇所を、訂正してみよう！)

問題

1. ☐ 抗菌薬は、真菌に対しては効果がない。
2. ☐ ペニシリンは、細菌の細胞膜の合成を阻害する。
3. ☐ バンコマイシンは、MRSAに効果がある。
4. ☐ ストレプトマイシンは、核酸合成を阻害する。
5. ☐ マクロライド系抗生物質は、80Sリボソームの機能を阻害する。
6. ☐ ニューキノロン系抗菌薬は、細胞内寄生性のある細菌にも効果が期待できる。
7. ☐ アシクロビルは、核酸の誘導体である。
8. ☐ ジドブジンは、リン酸化を受けずに逆転写酵素を阻害する。
9. ☐ リトナビルは、プロテアーゼ阻害剤である。
10. ☐ 日本人に多いHCVの型は、インターフェロンの感受性が高い。
11. ☐ オセルタミビルは、吸入型の抗インフルエンザ薬である。
12. ☐ マラビロクは、HIVのインテグラーゼ阻害剤である。
13. ☐ 真菌の細胞膜は、コレステロールに富んでいる。
14. ☐ アムホテリシンBは、エルゴステロールの合成を阻害する。
15. ☐ ミカファンギンは、真菌の細胞膜の合成を阻害する。
16. ☐ MRSAの薬剤耐性のメカニズムは、主にβラクタマーゼの産生である。
17. ☐ MDRPは、複数のメカニズムにより薬剤耐性を示す。
18. ☐ アシクロビルやガンシクロビルの耐性ウイルスでは、DNAポリメラーゼに変異が入っていることが多い。

解 答

1. ○
2. ×（細胞壁の合成を阻害）
3. ○
4. ×（タンパク質の合成を阻害）
5. ×（70S リボソーム）
6. ○
7. ○
8. ×（三リン酸化が必要）
9. ○
10. ×（インターフェロンの感受性の低い Ib 型）
11. ×（経口剤）
12. ×（CCR5 阻害）
13. ×（エルゴステロール）
14. ×（エルゴステロールに結合して膜機能阻害）
15. ×（細胞壁の合成を阻害）
16. ×（PBP2′ という低結合型トランスペプチターゼを産生）
17. ○
18. ×（チミジンキナーゼなどリン酸化酵素に変異）

第 7 章

微生物を整理する
~要点集~

　本書の読者の方は、微生物について多くの基礎知識が付いたと思います。しかし、微生物の種類が多すぎて消化不良、あるいは混乱されている方もいるはずです。そこで、本章では登場した微生物について、細菌とウイルスをそれぞれグラム染色性や遺伝子の相違のように"系統的"に整理しました。そして、それぞれに要点と対応する本文中のページを付けました。
　また、多くの微生物学の専門書が、このように系統的な解説を行っていますので、それらを読み進める際にも役立つはずです。そして、"試験直前の 30 分、どこを勉強すれば良いですか？"この問いにも応えられていると思います。

7.1 細菌編

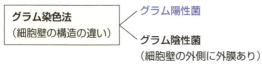

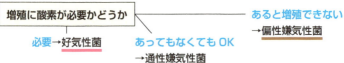

A グラム陽性通性嫌気性球菌

属名	細菌	要点	頁
スタフィロコッカス	黄色ブドウ球菌	●耐塩菌 ●毒素型食中毒、エンテロトキシン	18
	MRSA	●薬剤耐性菌	20 139 150
ストレプトコッカス	溶血性連鎖球菌	●A群連鎖球菌 ●急性糸球体腎炎、リウマチ熱	47
	口腔連鎖球菌	●歯周病、誤嚥性肺炎	47
	肺炎球菌	●市中肺炎 ●莢膜ワクチン	48

B グラム陰性好気性球菌

属名	細菌	要点	頁
ナイセリア	淋菌	●STD ●淋菌性結膜炎	40
	髄膜炎菌	●流行性脳脊髄炎	40

C グラム陽性偏性嫌気性桿菌 ～有芽胞菌

属名	細菌	要点	頁
クロストリジウム	破傷風菌	●DPTワクチン ●テタノスパスミン	30
	ボツリヌス菌	●毒素型食中毒 ●ボツリヌス毒素	44
	ウェルシュ菌	●α毒素	45
	ディフィシル菌	●偽膜性大腸炎、菌交代症	45

D グラム陽性通性嫌気性桿菌

属名	細菌	要点	頁
コリネバクテリウム	ジフテリア菌	●ジフテリア毒素 ●DPTワクチン	30

E グラム陰性好気性桿菌

属名	細菌	要点	頁
シュードモナス	緑膿菌	●院内感染 ●MDRP、多剤耐性菌	48 151
ボルデテラ	百日咳菌	●DPTワクチン	30
レジオネラ	レジオネラ菌	●細胞内寄生 ●日和見感染、公衆浴場	49

F グラム陰性通性嫌気性桿菌

属名	細菌	要点	頁
エシェリキア	腸管出血性大腸菌	●O-157、O-111 ●ベロ毒素 ●溶血性尿毒症症候群（HUS）	36
	腸管毒素原性大腸菌	●水様性下痢	36
エルシニア	ペスト菌	●感染症法一類 ●黒死病	32
サルモネラ	サルモネラ（ゲルトネル）菌	●感染侵入型食中毒 ●卵、ペット腸管	28
シゲラ	赤痢菌	●便口感染 ●志賀毒素	32
シュードモナス	緑膿菌	●院内肺炎、薬剤抵抗性 ●日和見感染	48
ビブリオ	コレラ菌	●水様性下痢、脱水症状	27
	腸炎ビブリオ菌	●好塩菌 ●神奈川現象、溶血毒	38
ヘモフィルス	インフルエンザ菌タイプb	●髄膜炎 ●Hib（ヒブ）ワクチン、莢膜	17

G らせん菌（グラム陰性桿菌、微好気性）

属名	細菌	要点	頁
カンピロバクター	カンピロバクタージェジュニ カンピロバクターコリ	●トリ、ペット腸管 ●食中毒発生件数 ●2〜6日間の潜伏期間	21
ヘリコバクター	ヘリコバクターピロリ	●胃がん ●ウレアーゼ活性 ●PAC療法（除菌）	42

H その他

属名	細菌	要点	頁
トレポネーマ	梅毒トレポネーマ	●STD ●培養不可 ●経胎盤感染、先天梅毒	41
マイコバクテリウム	結核菌	●肺結核、不顕性、空気感染 ●抗酸性染色 ●ツベルクリンとBCG ●直接監視下短期療法DOTS	24
	らい菌	●ハンセン病	24
マイコプラズマ	肺炎マイコプラズマ	●長期間の咳 ●細胞壁なし、最小細菌	46
クラミジア	クラミジア・トラコマチス	●STD、伝染性角膜炎 ●基本小体と網様体	22
クラミドフィラ	クラミドフィラ・シッタシ	●オウム病、肺炎	22
	クラミドフィラ・ニューモニア	●肺炎	22
オリエンチア	オリエンチア・ツツガムシ	●リケッチアの仲間 ●ツツガムシ病	47
リケッチア	リケッチア・ジャポニカ	●日本紅斑熱 ●マダニ媒介	47
	リケッチア・プロワツェキ	●発疹チフスリケッチア ●シラミ媒介	47

7.2 ウイルス編

A DNAウイルス

科名	ウイルス	要点	頁
アデノウイルス	アデノウイルス	●風邪症状 ●咽頭結膜熱（プール熱）	61
ヘパドナウイルス	B型肝炎ウイルス	●汚染血液、急性肝炎 ●ワクチン、組換えHBs抗原 ●次亜塩素酸ナトリウム	69
ヘルペスウイルス	単純ヘルペスウイルス1型	●αヘルペス、HHV-1 ●口唇ヘルペス ●潜伏感染	95 96
	単純ヘルペスウイルス2型	●αヘルペス、HHV-2 ●性器ヘルペス ●潜伏感染	95 96
	水痘帯状疱疹ウイルス	●αヘルペス、HHV-3 ●帯状疱疹後神経痛 ●潜伏感染	77 95
	EBウイルス	●γヘルペス、HHV-4 ●伝染性単核症、バーキットリンパ腫	95 97
	サイトメガロウイルス	●βヘルペス、HHV-5 ●経胎盤感染、網膜炎 ●日和見感染	95 98
	HHV-6, -7	●βヘルペス ●突発性発疹	95 98
	HHV-8	●γヘルペス ●カポジ肉腫	95 98
パピローマウイルス	パピローマウイルス	●STD、尖圭コンジローマ ●子宮頸がん、ワクチン	86
パルボウイルス	パルボウイルスB19	●伝染性紅斑（りんご病） ●垂直感染	88

B RNA ウイルス

科名	ウイルス	要点	頁
オルソミクソウイルス	A型インフルエンザウイルス	●飛沫感染、下気道炎 ●香港（H3N2）型とソ連（H1N1）型 ●鳥インフルエンザ ●ノイラミニダーゼ阻害薬	63 64 146
	B型インフルエンザウイルス	●飛沫感染、下気道炎 ●抗原亜型なし	63 65
	高病原性鳥インフルエンザ	●A型インフルエンザウイルス（H5N1、H7N9） ●トリへの高い病原性 ●ヒトへの感染の恐れ	63 64
カリシウイルス	ノロウイルス	●食中毒患者数、冬季流行 ●便口感染、強い感染力 ●次亜塩素酸ナトリウム	84
コロナウイルス	SARSコロナウイルス	●新型ウイルス ●上気道炎	74
	中東呼吸器症候群（MERS）コロナウイルス	●新型ウイルス、ラクダ ●二次感染	79
トガウイルス	風しんウイルス	●先天性風しん症候群 ●MR（弱毒生）ワクチン	101 102
パラミクソウイルス	麻しんウイルス	●はしか、飛沫感染 ●SSPE ●MR（弱毒生）ワクチン	101 102
	RSウイルス	●小児呼吸器感染症、NICU ●ワクチンなし	104 105
	ムンプスウイルス	●流行性耳下腺炎（おたふく） ●不妊の危険性	104 105

（次ページに続く）

(RNA ウイルス)

科名	ウイルス	要点	頁
ピコルナウイルス	A 型肝炎ウイルス	●カキ、便口感染 ●血清マーカー上昇	69
	ポリオウイルス	●急性灰白髄炎 ●不活化ワクチン、四種混合	99
	コクサッキーウイルス、エンテロウイルス	●手足口病、ヘルパンギーナ ●便口感染	99
フィロウイルス	エボラウイルス	●エボラ出血熱 ●接触感染、血液凝固異常	67
フラビウイルス	C 型肝炎ウイルス	●輸血後肝炎、非 A 非 B ●肝硬変、肝臓がん ●インターフェロン抵抗性 ●NS3 プロテアーゼと RNA ポリメラーゼ、新薬	71
	デングウイルス	●デング熱 ●ネッタイシマカ	80
	日本脳炎ウイルス	●アカイエカ、ブタ ●ワクチンの切り替え	81
ブニヤウイルス	SFTS ウイルス	●マダニ、血小板減少	75
ヘペウイルス	E 型肝炎ウイルス	●豚レバー生食 ●便口感染	73
ライノウイルス	ライノウイルス	●鼻かぜ	104
レオウイルス	ロタウイルス	●乳幼児下痢症 ●感染性胃腸炎、便口感染	106

C レトロウイルス（RNA ウイルス）

科名	ウイルス	要点	頁
レトロウイルス	HTLV-1	●成人 T 細胞白血病 ●西日本、STD ●経母乳感染	89
	HIV	●エイズ、RNA 量と CD4 陽性細胞数 ●逆転写酵素、インテグラーゼ、プロテアーゼ ● CD4 抗原とコレセプター ●化学療法	90

7.3 真菌編・原虫編

真菌名	要点	頁
アスペルギルス・フミガーツス	●肺アスペルギルス ●アレルゲン、住環境	112
カンジダ・アルビカンス	●日和見感染 ●肺、膣カンジダ	111
クリプトコッカス・ネオフォルマンス	●鳩の糞、空気感染 ●髄膜炎	112
皮膚糸状菌	●白癬菌、水虫 ●長期治療	113

原虫名	要点	頁
赤痢アメーバ	●大腸、栄養型（アメーバ）と嚢子型	114
クリプトスポリジウム	●オーシスト、塩素消毒耐性、上水道	116
膣トリコモナス	● STD	116
トキソプラズマ	●ネコ、不顕性感染 ●妊婦、先天性トキソプラズマ	115
マラリア原虫	●ハマダラカ ●赤血球内で増殖	115

参考文献 (順不同)

- 長澤一樹、川崎直人編：薬学領域の食品衛生化学　第2版、廣川書店
- 南嶋洋一、水口康雄、中山宏明著：現代微生物学入門　改訂4版、南山堂
- 西島正弘、後藤直正、増澤俊幸ら編：薬学領域の病原微生物・感染症学・化学療法学　第2版、廣川書店
- 田中晴雄、土屋智房編：化学療法学　病原微生物・がんと戦う、南江堂
- 平松啓一、中込治編：標準微生物学　第9版、医学書院
- Newton別冊　ウイルスと感染症　世界を震撼させるパンデミック、2015、ニュートンプレス
- 国立感染症研究所ホームページ「感染症疫学センター」：http://www.nih.go.jp/niid/ja/from-idsc.html
- 厚生労働省ホームページ「食中毒事件一覧速報」：http://www.mhlw.go.jp/stf/seisakunitsuite/bunya/kenkou_iryou/shokuhin/syokuchu/04.html
- 国立感染症研究所ホームページ「予防接種情報」：http://www.nih.go.jp/niid/ja/vaccine-j.html
- 米国CDCホームページ：http://www.cdc.gov/
- MEDIC MEDIA編：「クエスチョン・バンク看護師国家試験問題解答　2014」、MEDIC MEDIA
- 薬学ゼミナール編：薬剤師国家試験対策本　衛生2015　改訂第4版、薬学ゼミナール
- 亀井克彦編：目で見る真菌と真菌症、医薬ジャーナル社
- 吉開泰信編：ウイルス・細菌と感染症がわかる、羊土社
- 日本歯科医師会、日本歯科医学会編：「健康長寿社会に寄与する歯科医療・口腔保健のエビデンス2015」、http://www.jda.or.jp
- 厚生労働科学研究費補助金エイズ対策研究事業　HIV感染症及びその合併症の課題を克服する研究班編：「抗HIV治療ガイドライン2015年3月発行」、http://www.haart-support.jp/guideline.htm
- 伊藤喜久治、五十君静信、佐々木隆ら編：プロバイオティクスとバイオジェニクス　科学的根拠と今後の開発展望、NTS
- 日本ビール文化研究会監修：日本ビール検定公式テキスト、実業之日本社
- 中込治監訳：カラー版ミムス微生物学、西村書店

索　引

和　文

《あ行》

アーキア　16
亜科　95
亜急性硬化性全脳炎　102
アシクロビル　96, 143
アジスロマイシン　141
アスペルギルス・フミガーツス　112
アスペルギルス肺炎　112
アゾール系薬剤　148
アタザナビル　145
アデノウイルス　61, 104
アムホテリシンB　148
アメーバー型　114
アリルアミン系　148
アレルゲン　112
胃がん　42
一類　32
遺伝子工学　39
インターフェロン　72
インテグラーゼ　92, 147
咽頭結膜熱　61
院内感染　48, 61
院内感染症　120
インフルエンザウイルス　63, 146
インフルエンザ菌　17
ウイルス　2, 56
ウイルスベクター　60
ウェルシュ菌　45, 131
ウレアーゼ　43
エイズウイルス　90
栄養型　114
エチレンオキシド　123
エファビレンツ　145

エボラウイルス　67
エボラ出血熱　67
エルゴステロール　148
エルトール型　27
エルビテグラビル　147
塩化ベンザルコニウム　122
エンテロウイルス属　99
エンテロトキシン　19
エンドトキシン　13
エンベロープ　56, 69
黄色ブドウ球菌　18, 38, 130
オーシスト　116
オセルタミビル　63, 147
おたふくかぜ　105
オリエンチア・ツツガムシ　47

《か行》

回帰発症　96
外膜　13
学名　16, 60
ガス滅菌法　123
風邪症状　61
神奈川現象　39
芽胞　15, 44, 122, 123
芽胞形成菌　15
カポジ肉腫　98
肝炎ウイルス　69
肝がん　71
桿菌　13
ガンシクロビル　98
カンジダ・アルビカンス　111
カンジダ症　111
間質性肺炎　98
環状二本鎖DNA　12

感染型食中毒　130
感染症　2
感染症法　8, 30
感染侵入型　28
感染性胃腸炎　84, 106
感染毒素型食中毒　21, 38
寒天培地　6
カンピロバクター　21, 131
北里柴三郎　4
基本小体　23
偽膜　45
偽膜性大腸炎　45
逆性石鹸　122
逆転写酵素　59, 92
逆転写酵素阻害剤　93, 143
球菌　13
急性灰白髄炎　99
急性糸球体腎炎　51
莢膜　13, 17, 52, 112
菌交代症　45
菌糸型　110
空気感染　25, 112
クラミジア　22, 47, 142
グラム陰性菌　13
グラム染色　12
グラム陽性菌　13, 54
クリプトコッカス・ネオフォルマンス　112
クリプトスポリジウム　116
クロストリジウム属菌　44
経産道感染　133
経胎盤感染　103, 133
経母乳感染　90, 133
結核菌　24
血清マーカー　69
ゲルトネル菌　28

165

原核生物　2
原虫　2, 114
顕微鏡　3
コアタンパク質　70
抗ウイルス薬　142
好塩菌　38
好気性菌　15
抗菌スペクトル　142
抗菌薬　138
口腔ケア　127
抗原　5
抗原亜型　63
抗酸性染色　24
麹菌　113
抗真菌薬　148
口唇ヘルペス　96
抗ストレプトリジンO抗体（ASLO）　51
抗生物質　20
抗体　5
後天性免疫不全症候群　90
高病原性鳥インフルエンザ　64
酵母型　110
誤嚥性肺炎　128
コガタアカイエカ　81
呼気診断法　43
呼吸器合胞体ウイルス　105
コクサッキーウイルス　99
古細菌　16
コッホの4原則　4
コプリック斑　102
五類（感染症法）　9
コレステロール　46
コレセプター　91, 147
コレラ菌　27
コレラトキシン　27
コロニー　6

《さ行》

細菌　2, 12
細菌性肺炎　49
サイトメガロウイルス　133

細胞内寄生性　47
細胞内小器官　12
細胞壁　12
細胞変性効果　7
サルモネラ属菌　28, 131
三叉神経節　77
三種混合ワクチン　125
産道感染　40
三リン酸化　97
次亜塩素酸ナトリウム　71, 85, 123
ジェンナーの種痘　124
志賀潔　4, 32
志賀毒素　32
ジカ熱　103
子宮頸がん　87
脂質　148
歯周病　127
持続感染　70
市中肺炎　52
ジドブジン　143
ジフテリア菌／毒素　30
弱毒生菌　25
弱毒生ワクチン　102, 125
弱毒生ウイルス　99
種　16
重症急性呼吸器症候群コロナウイルス　74
重症熱性血小板減少症候群ウイルス　75
上気道炎　104
小サブユニット　14
消毒　121
消毒用アルコール（70%エタノール）　84, 122
食中毒　130
食品衛生法　28
真核細胞　110
真核生物　2
新型インフルエンザ　9
新型コレラ　27
新型コロナウイルス感染症　9, 74, 125
真菌　2, 110

深在性真菌症　111
真正細菌　16
垂直感染　70, 88, 98
水痘帯状疱疹ウイルス　77
髄膜炎　17, 112, 126
髄膜炎菌　40
ストレプトリジンO　51
スポロゾイド　116
性器ヘルペス　96
性行為感染　90
性行為感染症→STD
成人T細胞白血病　89
生物学的定量法　8
赤芽球　88
赤痢アメーバ　114
赤痢菌　4, 32
赤血球凝集素　30, 63
接触感染　67, 104
節足動物　47
尖圭コンジローマ　87
選択培地　6
先天性巨細胞封入症　133
先天性トキソプラズマ症　115
先天性風疹症候群　103
先天梅毒　41
潜伏感染　77, 93, 96
線毛　13
双球菌　40, 52
属　16

《た行》

耐塩菌　18
大サブユニット　14
帯状疱疹　77
帯状疱疹後神経痛　78
大腸菌　39, 131
多剤耐性緑膿菌（MDRP）　48, 151
脱殻　58, 92
ダルナビル　145
チール・ネルゼン染色　24
遅延型過敏反応　25
腟カンジダ　111

膣トリコモナス　116
チミジンキナーゼ　96, 152
中東呼吸器症候群コロナウイルス　79
腸炎ビブリオ菌　38
腸管出血性大腸菌　36
腸管毒　19
直接監視下短期化学療法　26
通性嫌気性菌　15
ツツガムシ　47
ツベルクリン反応　25
定期接種　17, 52, 124
ディフィシル菌　45
テタノスパスミン　31
デングウイルス　80
デング出血熱　80
デング熱　80
転写　58
伝染性紅斑　88
伝染性単核症　97
トキソイド　30
トキソイドワクチン　125
トキソプラズマ　115
毒素型食中毒　19, 44, 130
突発性発疹　98
トランスペプチダーゼ　139
鳥インフルエンザ　64
トロフォゾイド　116

《な行》

ナイセリア属菌　40
内毒素　13
納豆菌　20
二次感染　75, 79
日本紅斑熱リケッチア　47
日本脳炎ウイルス　81
ニューキノロン系抗菌薬　142
乳酸菌　54
乳児ボツリヌス症　44
乳頭腫ウイルス　86
乳幼児下痢症　106
任意接種　124

ネッタイシマカ　80
ネビラピン　145
ネルフィナビル　145
ノイラミニダーゼ　63, 146
囊子型　114
ノロウイルス　21, 84, 122
バーキットリンパ腫　97

《は行》

肺アスペルギルス症　112
肺炎球菌ワクチン　17
肺炎マイコプラズマ　46
肺炎連鎖球菌　50, 52
肺結核　24
培地　4
梅毒　41
梅毒トレポネーマ　41
肺胞マクロファージ　49
培養　4
培養細胞　7
白癬菌　113
はしか　101
破傷風菌　4, 30
破傷風毒素　31
パスツール　3
パピローマウイルス　86
ハマダラカ　115
パルボウイルス B19　88
バンコマイシン　46, 139
パンデミック　64
ビール　113
ヒト T 細胞白血病ウイルス　89
ヒトサイトメガロウイルス　98
ヒトヘルペス　95
ヒト免疫不全ウイルス　89, 90
皮膚カンジダ　111
皮膚糸状菌　113
ヒブワクチン→Hib ワクチン
飛沫感染　25, 30, 46, 61, 63, 74, 102, 104, 105

百日咳菌　30
百日咳毒素　30
表在性真菌症　111, 113
日和見感染症　48, 49, 98, 111
ファビピラビル　68
風しん　101
風しんウイルス　102
風しん抗体　103
プール熱　61
不活化ワクチン　99, 125
複製　58
不顕性感染　25, 61, 97, 112, 115
プラーク　7
プラスミド　13, 150
フルシトシン（5-FC）　149
プロテアーゼ　59, 92
　──阻害剤　93
プロバイオティクス　20
ベクター　75
ペスト菌　32
ペニシリン　41
ペニシリン G　138
ペプチドグリカン　13, 139
ヘマグルチニン　63
ヘリコバクターピロリ菌　42
ヘルペスウイルス　77, 95, 143
ベロ毒素　37
便口感染　27, 32, 69, 84, 99, 106
偏性嫌気性菌　15, 44
鞭毛　13, 42
放線菌　33
ポーリン孔　48
母子感染　90, 133
ホスホリパーゼ C　45
発疹チフスリケッチア　47
ボツリヌス菌　30, 44
ボツリヌス毒素　44
ポリオウイルス　99
ホルマリンガス　123
翻訳　58

《ま行》

マイコプラズマ 46
マクロファージ 49, 68, 91
マクロライド系抗生物質 141
麻しん 101, 102
麻しん風しん混合ワクチン 101
マダニ 75
マラビロク 147
マラリア原虫 115
ミカファンギン 149
ミコール酸 24
三日ばしか 101
ムンプスウイルス 105
メチシリン耐性黄色ブドウ球菌（MRSA） 20
滅菌 121
免疫系 124

免疫複合体 51
網膜炎 98
網様体 23

《や行》

薬剤耐性ウイルス 152
薬剤耐性菌 150
溶血性尿毒症症候群 37
溶血毒素 39
溶連菌 50
予防接種法 124
四種混合ワクチン 125

《ら行・わ行》

ライノウイルス 104
らせん菌 13
ラニナミビル 147
ラルテグラビル 147
リウマチ熱 51
リケッチア 47

リトナビル 145
リファンピシン 142
リボソーム 12, 14, 140
リポ多糖 13
流行性耳下腺炎 105
流行性脳脊髄炎 40
緑膿菌 48
淋菌 40
淋菌性結膜炎 40
りんご病 88
リン酸化 143
臨時接種 124
レーウェンフーク 3
レジオネラ菌 49, 142
レセプター 57
レトロウイルス 59
ロタウイルス 106
ワクチン 124
ワッセルマン反応 41

数字・欧文

30S リボソーム 14
40S リボソーム 14
50S リボソーム 14
60S リボソーム 14
70S リボソーム 14, 140
80S リボソーム 14, 140
AIDS 90
ALT 69, 89
ASLO 51
AZT 93
A 型肝炎ウイルス 69
A 群連鎖球菌 50
A ソ連型 64
A 香港型 64
BCG 25
B 型肝炎ウイルス 69, 122, 133
B リンパ球 97
CCR5 91, 147
CD4 57
CD4 抗原 91

CD4 陽性細胞数 93
COVID-19 9, 74, 125
CXCR4 91
C 型肝炎ウイルス 71, 133
DNA 15, 56
DNA ウイルス 56
DNA ジャイレース 142
DNA ポリメラーゼ 58, 97
　――阻害剤 143
DOTS 26
DPT ワクチン 99
DPT-IPV ワクチン 125
EB（Epstein-Barr）ウイルス 97
E 型肝炎ウイルス 73
Gp120 91
Gp41 91
H1N1 64　H3N2 64
H5N1 64
H7N9 64
HA 63

HBc 70
HBs 69
　――抗原 70, 126
HCMV 98
HHV-1 ～ -8 95
Hib ワクチン 17, 52
HIV 57, 90, 133, 143
　――-1 89
HIV RNA 量 93
HSV-1 96
HSV-2 96
HUS 32, 37
LPS 43
MDRP 48, 151
MERS コロナウイルス 79
mRNA 71
MRSA 20, 139, 151
MR ワクチン 101
NA 63
NICU 105
NS3 プロテアーゼ 71, 146

NS5B　71
O-111　36
O-139　27
O-157　36
O抗原　27
PAC療法　42
PCR　6
PHN　78
RNA　56
　――ウイルス　56
RNAポリメラーゼ　58, 71, 142
　――阻害剤　146
RSウイルス　105
SARSコロナウイルス　74, 79
SFTSウイルス　75
SSPE　102
STD　22, 40, 41, 87, 96, 116, 133
Tリンパ球　91
VZV（Varicella-Zoster Virus）　77
α毒素　45
β1,3-グルカン　149
βラクタマーゼ　151
βラクタム系　20, 46
　――抗生物質　138

微生物名（学名・欧文）

Adenovirus　61
Aspergillus fumigatus　112
Bordetella pertussis　30
Campylobacter jejuni /coli　21
Candida albicans　111
Chlamydia　22
Chlamydophila　23
Clostridium　44
Clostridium tetani　30
Corynebacterium diphtheriae　30
Cryptococcus neoformans　112
Cryptosporidium parvum　116
Dengue virus　80
Ebola virus　67
Entamoeba histolytica　114
Enterohemorrhagic *Escherichia coli*（*E.coli*）　36
Enterovirus　99
Epstein-Barr virus　97
Helicobacter pylori　42
Hepatitis virus　69
Herpes simplex virus 1　96
Human cytomegalovirus　98
Human herpesvirus　95
Human immunodeficiency virus 1　90
Human papillomavirus　86
Human parvovirus　88
Human T-lymphotropic virus 1（HTLV-1）　89
Influenza virus　63
Japanese encephalitis virus　81
Legionella pneumophila　52
Measles virus　102
MERS coronavirus　78
Mumps virus　105
Mycobacterium tuberculosis　24
Mycoplasma pneumoniae　46
Neisseria　40
Norovirus　84
Orientia tsutsugamushi　50
Plasmodium　115
Poliovirus　99
Pseudomonas aeruginosa　51
Respiratory Syncytial virus　105
Rhinovirus　104
Rickettsia　47
Rotavirus　106
Rubellavirus　102
Salmonella Enteritidis　28
SARS coronavirus　74
SFTS virus　75
Shigella dysenteriae　32
Staphylococcus aureus（*S. aureus*）　18
Streptococcus　50
Toxoplasma gondii　115
Treponema pallidum　41
Trichomonas vaginalis　116
Trichophyton rubrum　113
Varicella-zoster virus　77, 97
Vibrio cholerae　27
Vibrio parahaemolyticus　38
Yersinia pestis　32

著者紹介

渡辺　渡（わたなべ　わたる）

　1985 年　富山医科薬科大学薬学部卒業
　現　在　九州保健福祉大学生命医科学部生命医科学科教授，博士（医学）

NDC465　　175p　　21cm

好きになるシリーズ

好きになる微生物学（すきになるびせいぶつがく）

2015 年 11 月 24 日　第 1 刷発行
2023 年 3 月 30 日　第 9 刷発行

著　者	渡辺　渡（わたなべ　わたる）
発行者	髙橋明男
発行所	株式会社　講談社　KODANSHA 〒112-8001　東京都文京区音羽 2-12-21 　　販　売　(03) 5395-4415 　　業　務　(03) 5395-3615
編　集	株式会社　講談社サイエンティフィク 代表　堀越俊一 〒162-0825　東京都新宿区神楽坂 2-14　ノービィビル 　　編　集　(03) 3235-3701
本文データ制作 カバー印刷	株式会社双文社印刷
表紙・本文印刷 製本	株式会社ＫＰＳプロダクツ

落丁本・乱丁本は，購入書店名を明記のうえ，講談社業務宛にお送りください．送料小社負担にてお取替えします．なお，この本の内容についてのお問い合わせは，講談社サイエンティフィク宛にお願いいたします．定価はカバーに表示してあります．

© Wataru Watanabe, 2015

本書のコピー，スキャン，デジタル化等の無断複製は著作権法上での例外を除き禁じられています．本書を代行業者等の第三者に依頼してスキャンやデジタル化することはたとえ個人や家庭内の利用でも著作権法違反です．

|JCOPY| 〈(社)出版者著作権管理機構 委託出版物〉

複写される場合は，その都度事前に(社)出版者著作権管理機構（電話 03-5244-5088，FAX 03-5244-5089，e-mail: info@jcopy.or.jp）の許諾を得てください．

Printed in Japan

ISBN978-4-06-154183-2